105

Anaesthesiology and Resuscitation
(Anaesthesiologie und Wiederbelebung
Anesthésiologie et Réanimation

Editors:

R. Frey, Mainz · F. Kern, St. Gallen
O. Mayrhofer, Wien

Managing Editor: H. Bergmann, Linz

H. Reineke

Lungenveränderungen während Dauerbeatmung

Mit 26 Abbildungen

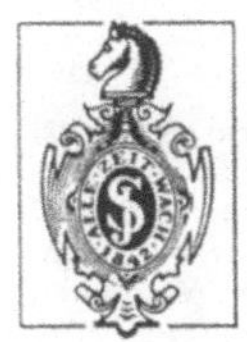

Springer-Verlag
Berlin Heidelberg New York 1977

Priv.-Doz. Dr. med. Henner Reineke

Department für Anaesthesiologie
(Leiter: Prof. Dr. F. W. Ahnefeld und Prof. Dr. W. Dick)
des Zentrums für Interdisziplinäre
Medizinische Einheiten der Universität,
Prittwitzstraße 43, 7900 Ulm

ISBN-13: 978-3-540-08101-2   e-ISBN-13: 978-3-642-46351-8
DOI: 10.1007/978-3-642-46351-8

2132/3140–543210.

VORWORT

Die Ergebnisse der vorliegenden experimentellen Studie sind unter
exakt bestimmten Ausgangs- und Versuchsbedingungen gewonnen worden.
Sie belegen, daß eine künstliche Überdruckbeatmung die Lunge im
Sinne einer "Beatmungslunge" beeinträchtigt, daß die "sauerstofftoxischen" Folgen hiervon zu trennen sind und die Beatmungstechnik
die Lungenveränderungen modifiziert.

Die Arbeit soll der Erforschung der Pathogenese von Beatmungsschäden weitere Anregungen geben. Die vorliegende Arbeit stellt
einen kleinen Schritt dar im Bemühen, die in der klinischen Praxis
noch fehlenden Daten für eine optimale Respiratoreinstellung zu-
sammenzutragen.

Meinen verehrten Lehrern, Herrn Prof. Dr. F.W. AHNEFELD und
Herrn Prof. Dr. W. DICK, bin ich zu großem Dank verpflichtet.
Von ihnen erhielt ich die Anregungen sowie die notwendige Hilfe
und Unterstützung zur Vollendung der Arbeit.

Gleichermaßen gilt mein Dank meinen Mitarbeitern Frau U. SEEWALD
und Herrn W. SIEGLER, die mir durch ihren steten Einsatz die
Durchführung der Experimente ermöglichten.

Ulm, im Januar 1977   H. REINEKE

Inhaltsverzeichnis

A. Einleitung

a) Problematik

Therapeutische Maßnahmen, die in unphysiologischer Weise in den
Funktionsmechanismus eines lebenden Organismus eingreifen, stellen
einerseits oft Ursachen neuer pathophysiologischer und patholo-
gisch-anatomischer Störungen dar. Solche "Therapieschäden" vermögen aber andererseits häufig gerade die Kausalkette zwischen
ursprünglichem Ereignis und Tod zu unterbrechen. Im Rahmen der
intensiv-medizinischen Behandlungsmaßnahmen trifft dies in be-
sonderem Maße für die Respiratortherapie zu, so daß ROTHERAM
(126) in diesem Zusammenhang den Begriff der "Diseases of treatment" prägte. Inwieweit die zunehmende Zahl eigenartiger, nach
den gängigen Vorstellungen nur schwer interpretierbarer Lungenveränderungen der künstlichen Überdruckbeatmung zuzuordnen ist,
veranlaßte bereits viele Autoren, die Ursachen von Lungenveränderungen während einer Dauerbeatmung zu überprüfen (16, 46, 64,
86, 87, 102, 105, 122, 140, 150). Die Diskrepanz der Ansichten
beruht zum einen auf dem uneinheitlichen Untersuchungsgut und
der großen Varianz von Faktoren, die in unterschiedlichem Maße
und verschiedener Gewichtigkeit die funktionellen und morphologischen Gegebenheiten beeinflussen. Da sich im Verlaufe einer
Dauerbeatmung viele Effekte überschneiden, läßt sich im nach-
hinein nie ein pathologisches Korrelat einer einzigen Noxe gegen-
überstellen.

Hinsichtlich einer nur auf wenige Stunden limitierten künstlichen
Überdruckbeatmung bestehen zumindest für druckgesteuerte Beat-
mungsgeräte in der Literatur nahezu einhellige Ansichten. Eine
künstliche Beatmung führt zu einer Totraumzunahme, einer Störung
des Ventilations-Perfusions-Quotienten und kann fakultativ von
einer Complianceabnahme und Zunahme der A_aDO_2 gefolgt sein (11,
19, 20, 32, 33, 40, 42, 47, 52, 56, 65, 67, 69, 81, 89, 90, 97,
104, 107, 135, 137, 141, 147). Morphologische Veränderungen sind
nicht zu erwarten.

Die Aussagen im Falle einer Dauerbeatmung, also bei mehr als
24stündiger Beatmung, differieren hingegen auffallend. So reichen
klinische und experimentelle Ergebnisse von der Ablehnung des
Begriffes einer "Respiratorlunge" (63, 95, 101, 102) bis hin zur
Annahme, daß es tatsächlich einen Zusammenhang zwischen der Re-
spiratorbehandlung und Lungenveränderungen im Sinne einer "Respiratorlunge" gibt (16, 46, 64, 86, 87, 105, 111, 122, 140, 150).
Der Begriff der "Respiratorlunge" ist in der Literatur mit einer
Vielzahl von Einzelsymptomen belegt, die in qualitativ und quantitativ unterschiedlichem Maße zusammen oder getrennt auftreten
können. Im einzelnen handelt es sich hierbei um ein eiweißreiches,

interstitiell wie intraalveolär auftretendes Ödem, hyaline Membrane, Zelldesquamationen, Atelektasen, verbreiterte Septen, Lymphektasien, Schwund der Alveolardeckzellen, proliferative Vorgänge im Mesenchym und entzündliche Zellinfiltrate (16, 46, 64, 86, 87, 101, 102, 105, 122, 140). Besteht hinsichtlich der formalen Genese der Lungenveränderungen unter einer künstlichen Beatmung noch eine Übereinstimmung, so ist dies hinsichtlich der kausalen Genese keineswegs der Fall.

Zahlreiche Autoren sprechen beim Vorliegen dieser Symptomatik von den Folgen des spezifisch "sauerstofftoxischen" Einflusses und führen die Veränderungen ausschließlich auf die Gabe hochprozentigen Sauerstoffs zurück (101, 102, 105) Seit BERT (13) und SMITH (130) als erste den klassischen Befund einer Sauerstoffintoxikation beschrieben haben, sind die pulmonalen Komplikationen nach längerdauernder Sauerstoffexposition bekannt (2, 18, 24, 30, 36, 43, 58, 73, 74, 77, 96, 120, 121, 149, 151). So fanden einige Autoren Veränderungen der Vitalkapazität, der totalen Lungenkapazität und der Kohlenmonoxyddiffusionskapazität (37, 109). 1967 erschienen zwei bedeutende retrospektive Studien (102, 105). Beide berichten sie über Patienten, die nach einer primär pulmonalen Erkrankung über einen längeren Zeitraum hohe Sauerstoffkonzentrationen erhielten. NASH (102) quantifizierte die pulmonalen Veränderungen und fand eine Korrelation mit der Sauerstoffkonzentration, aber nicht mit der Beatmungsdauer. NORTHWAY (105) untersuchte 32 Kinder, die mehr als 24 Std. mit reinem Sauerstoff beatmet wurden. Bei den überlebenden Kindern fand der Autor eine Verlängerung des Atemnotsyndroms und den klinischen Hinweis für die sogenannte "chronic pulmonary disease"; bei den Verstorbenen ergab sich das histologische Bild der typischen "sauerstofftoxischen" Lunge. Obwohl beide Autoren nicht direkt den Sauerstoff als Ursache für die Lungenschädigungen hinstellen können, legen es jedoch Vergleichs- und Kontrolluntersuchungen nahe, daß die "Sauerstofftoxicität" eine Rolle spielt.

In gleicher Weise wie die "O_2-Toxicität" beeinflussen auch die Grundkrankheit und Begleiterkrankungen das morphologische Bild der Lunge. Es läßt sich keine prognostische Aussage aus der Schwere solcher Veränderungen gewinnen. Entweder führen sie unter progredienter Verschlechterung zum Tode, oder es tritt eine Rückbildung und Erholung ein. BLEYL (14) sieht die Lungenveränderungen als morphologisches Korrelat eines Kreislaufschocks, verbunden mit plasmatischer Hyperkoagulabilität, wobei intravasal entstandene Fibrinmonomere zusammen mit Plasma in die Lungenalveolen gelangen und sich an der Alveolarwand zu hyalinen Membranen formieren. Histologisch gleichartige Befunde werden mitgeteilt bei Pneumonie (79), Urämie (21, 26, 66), nach Bestrahlung (21, 22, 93), Phosgenvergiftung (79, 116) und Nitosegas-Exposition (79). Nach BENZER (12) ist auch der Fettembolie eine pathogenetische Rolle beim Auftreten der typischen morphologischen Veränderungen zuzusprechen.

Sekundärinfektionen im Rahmen einer Dauerbeatmung verwischen ebenso das histologische Bild der "Beatmungslunge". Anfänglich wird der untere Respirationstrakt bei bronchoskopischer Sekretgewinnung frei von pathogenen Keimen gefunden (119).

Es ist jedoch leicht verständlich, daß entzündliche oder anatomische Schädigungen im Bronchialbereich den Klärmechanismus soweit beeinträchtigen, daß es auch zu einer Keimbesiedelung des distalen Atemweges kommt (41, 70). Ein Sekretionsstau, interstitielle Ödemneigung und zunehmende Atelektasenbereitschaft begünstigen die Erregerinvasion.

Experimentelle Untersuchungen weisen in diesem Zusammenhang auf die individuelle Disposition beim Zustandekommen charakteristischer Lungenveränderungen hin (122, 150). So bestehen für die "Sauerstofftoxicität" zwischen den einzelnen Tierspecies Unterschiede (9, 25), aber auch innerhalb der einzelnen Gattungen sind differenzierte Reaktionen gesichert. REGELE (122) und WITSCHEL (150) beziehen bei der Analyse ihrer Obduktionsfälle ebenfalls die individuelle Veranlagung zu morphologischen Lungenveränderungen nach einer Dauerbeatmung mit in ihre theoretischen Erörterungen ein.

Ein weiterer Unsicherheitsfaktor hinsichtlich der kausalen Genese ist die Frage nach dem primären Angriffspunkt der verschiedenen Noxen. Einige Autoren halten die Lungenveränderungen für die Folge primär neurovegetativer Schäden, da die gleichen Befunde, wie z. B. nach einer längeren Sauerstoffexposition, durch konvulsive Medikamente zu erzielen sind, in Narkose jedoch ausbleiben (10, 15, 99). Wie MOSS (98) aus seinen Experimenten schließt, führt eine Störung im oxydativen Stoffwechsel des Hypothalamus zu einer Dysfunktion des autonomen Nervensystems mit überschießender adrenerger Wirkung.

Als funktionelles und morphologisches Resultat ergeben sich ein erhöhter Widerstand im pulmonalen Kreislauf, verengte Capillaren, Capillarhypertension, Ödem, Blutungen, Inaktivierung des Surfactant, Atelektasen und hyaline Membrane. Theoretisch, praktisch jedoch nicht nachweisbar, läßt sich reziprok der Schluß ziehen, daß eine ungenügende medikamentöse Blockade des adrenergen Systems während einer Dauerbeatmung, bzw. eine vagolytische Therapie, zu ähnlichen Veränderungen führen können. Zumindest sind für eine chirurgische Vagusblockade dieselben morphologischen Befunde gesichert (19, 53, 71, 94, 106, 117, 146, 152).

Eine unausgewogene Flüssigkeitsbilanz und mangelnde Eiweißsubstitutionen vermögen ebenso "falsche" Beatmungsfolgen vorzutäuschen (59, 72, 118, 129). Auch unter sorgfältiger Überwachung und exakter Messung entwickelt sich häufig - beinahe unbemerkt - eine positive Wasserbilanz. Für die Lungenfuktion resultiert hieraus eine Abnahme der Compliance, erhöhter alveolär-arterieller Sauerstoffgradient und eine Zunahme des Shuntblutvolumens. Verantwortlich hierbei, und morphologisch nachweisbar, sind ein interstitielles Ödem und verdickte Basalmembranen (35).

Hinsichtlich der Beatmungstechnik liegen für die Prognose morphologischer Veränderungen nur wenig schlüssige Daten vor. Bezüglich der pathophysiologischen Auswirkungen auf die Lungenfunktion bestehen jedoch in einigen wenigen Punkten einhellige Ansichten (48, 55, 80), in anderen werden unterschiedliche Meinungen vertreten (17, 62, 85). Die Schwierigkeit, in diesem Punkt Übereinstimmung zu finden, liegt in der heute gegebenen technischen

4

Möglichkeit, die Respiratoreinstellung beliebig zu variieren. Die
Vielzahl technisch unterschiedlich konzipierter Respiratoren, die
Möglichkeit, in beliebigem Maße die Respiratorgrößen zu verändern,
lassen es nicht mehr zu, die pulmonalen Befunde aus den einzelnen
Kliniken zu vergleichen und mit einer bestimmten Beatmungstechnik
zu korrelieren.

Die Vielzahl der Parameter, die im Verlaufe einer Dauerbeatmung
den Zustand der Lunge in gleicher Weise beeinträchtigen können,
verdeutlicht die Schwierigkeit, "Beatmungsschäden" einem einzelnen Faktor zuzuordnen. Aus methodischen Gründen war es bisher
nicht möglich, im klinischen Versuch eine solche Analyse durch-
zuführen.

<u>b) Fragestellung</u>

Die vorliegende Arbeit hat zum Ziel, den Einfluß der Respirator-
technik auf die Lungenfunktion und die -morphologie im standardisierten Tierexperiment von den spezifisch "sauerstofftoxischen"
Folgen zu trennen. Die Fragestellung ist auf zwei Problemkreise
ausgerichtet:

1. Hat der Einsatz eines Respirators mit dem Ziel der Normali-
sierung der alveolären Ventilation und der Blutgase einen direkten
nachteiligen Effekt auf die Lungenfunktion und -morphologie? Darf
also der Begriff der "Respiratorlunge" (respirator lung, Beatmungslunge), also jenes Zustandsbild, das ausschließlich auf den
Einsatz eines Respirators bezogen werden kann, zu Recht in die
Terminologie eingeführt werden, oder handelt es sich bei den
morphologischen Veränderungen nach einer Dauerbeatmung immer um
"sauerstofftoxische" Veränderungen oder andere Einflüsse?

2. Können durch eine unterschiedliche Beatmungstechnik die Wirkung
von Sauerstoff und der Respiratoreinfluß modifiziert werden?

B. METHODIK

a) Material und Gruppen

Die vorliegenden Untersuchungen werden an einem standardisierten
Tierexperiment durchgeführt, um versuchsunabhängige Größen, die
in undefinierter Weise die gemessenen Parameter beeinflussen
können, auszuschalten. Um ein aussagekräftiges Ergebnis auf die
in der Einleitung gestellten Fragen zu erhalten, werden zwei
Parameter variiert: die Beatmungstechnik durch Veränderung des
Endexspirationsdruckes und der Sauerstoffgehalt der Inspirationsluft (F_IO_2). Insgesamt werden 40 Tiere randomisiert und
gleichstark auf 4 Serien verteilt.

Serie A:

$F_IO_2 = 1$ (100% O_2-Gehalt), Endexspirationsdruck = 0 cm H_2O
 (Intermittent Positive Pressure Ventilation, IPPV)

Serie B:

$F_IO_2 = 0,25 - 0,3$ (25 - 30% O_2-Gehalt), Endexspirationsdruck
 = 0 cm H_2O (IPPV)

Serie C:

$F_IO_2 = 1$ (100% O_2-Gehalt), Endexspirationsdruck = 7,5 cm H_2O
 (Positive Endexspiratory Pressure Ventilation, PEEP)

Serie D:

$F_IO_2 = 0,25 - 0,3$ (25 - 30% O_2-Gehalt), Endexspirationsdruck
 = + 7,5 cm H_2O (PEEP)

Bei den Versuchstieren handelt es sich um Hausschweine. Das
Gewicht der einzelnen Tiere beträgt zwischen 18 und 25 kg (Mit-
telgewicht 21,3 kg, 5% Konfidenzintervall $\pm$ 2,2 kg), das Lebens-
alter 3 - 4 Monate. Für das Vorliegen von Primärerkrankungen
liegen keine Hinweise vor, da nur solche Tiere ausgewählt werden,
die sich völlig normal entwickelt haben.

b) Versuchsanordnung

Die Tiere werden 1 Std vor Versuchsbeginn mit 0,1 mg/kg Atropin-
sulfuricum und 2 mg/kg Azaperon prämediziert. Die Einleitung der

Narkose erfolgt durch intravenöse Gabe von 4 mg/kg Metomidate.
Zur Sedierung während der folgenden 48stündigen Beatmungsdauer
werden kontinuierlich 1 mg/kg/Std Azaperon und 2,5 mg/Std Dia-
zepam infundiert.

Die Intubation erfolgt unter Spontanatmung, die Muskelrelaxation
wird durch eine initiale Gabe von 2 mg Carbaminoylcholinbromid
und anschließender kontinuierlicher Gabe von 1 mg/Std desselben
Relaxans erreicht.

Die Körpertemperatur der Tiere übersteigt zu Versuchsbeginn
häufig 39° C (5 Tiere versterben an maligner Hyperthermie), wird
dann aber durch physikalische Maßnahmen zwischen 38° C und 38,5° C
konstant gehalten.

Nach erfolgter Intubation wird über die freipräparierte Vena
jugularis interna ein röntgendichter Katheter bis in die Arteria
pulmonalis zur Registrierung des Druckes und für Blutentnahmen
vorgeschoben (Abb. 1). Die Lage der Katheterspitze wird röntgeno-
logisch überprüft. Durch die V. femoralis wird ein Katheter vor
den rechten Vorhof eingeführt, um den zentralvenösen Druck (CVP)
zu registrieren und die Injektion von Kältelösung zur Messung des
cardiac output (C.O.) zu ermöglichen. Die Temperatursonde für die
Bestimmung des Herzzeitvolumens (C.O.) und der Körperkerntempera-
tur liegt im Aortenbogen (Eingang A. femoralis). Die Registrierung des arteriellen Blutdruckes und Blutentnahmen für die arterielle Blutgasanalysen erfolgen über einen Katheter im Bereich der
A. abdominalis (Eingang A. femoralis).

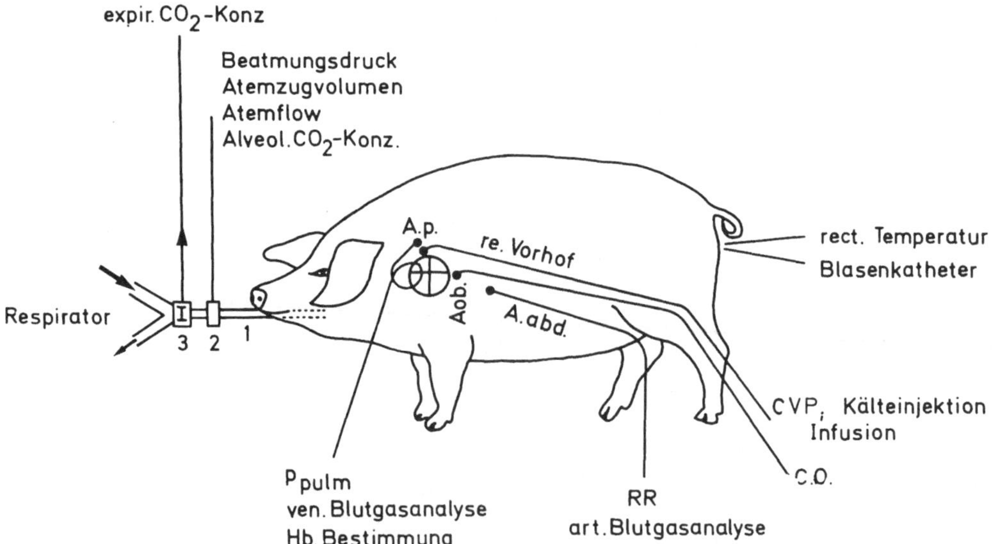

*Abb. 1. Schematische Darstellung der Punktionsstellen, Katheter-
lagen und Meßvorrichtungen am Tier.*

1 = Trachealtubus   *A.abd. = Arteria abdominalis*
2 = Pneumotachographiekopf   *C. O. = cardiac output*
3 = Kollekt-Ventil   *CVP = zentralvenöser Druck*
A.p. = Arteria pulmonalis

Die Überwachung und Pflege der Tiere liegt in der Hand zweier
ausgebildeter Pfleger, die während der 48stündigen Beatmungsdauer alle Funktionen kontrollieren. In 2stündigem Abstand
werden die Atemwege über den Tubus abgesaugt und intermittierend
mit Hilfe eines Ambu-Beutels 3 sec lang gebläht (Blähdruck 30 cm
H_2O).

Der Versuch beginnt 1 Std nach Beendigung der präparatorischen
Maßnahmen, um eventuelle Schmerzeinflüsse auszuschalten (O1).
Eine halbe Stunde später, unmittelbar nach Erhöhung des Endexspirationsdruckes auf + 7,5 cm H_2O, erfolgt in Gruppe C und D
die zweite Meßwertbestimmung (O2). 1, 2, 6, 12, 24 und 48 Std
nach Versuchsbeginn werden die übrigen Messungen durchgeführt.
Die gesamte Versuchsdauer beträgt 48 Std.

Die künstliche Beatmung wird mit einem Engström ER 300 kontrol-
liert während der 48stündigen Beatmungsdauer durchgeführt. Bei
diesem Gerät handelt es sich um einen volumenkonstanten Flow-
Generator mit variablem Gasstrom. Das Verhältnis der In- zur
Exspiration beträgt 1 : 2, die Beatmungsfrequenz 20/min, das
Atemzugvolumen (Vt) 300 - 350 ml. Bei dieser Beatmungstechnik
werden die Tiere gering hyperventiliert, der arterielle Kohlensäurepartialdruck (pCO_2) liegt zwischen 32 und 42 mm Hg.

Um zu gewährleisten, daß es sich bei der Ausatemluft ausschließlich um die Exspirationsluft des Tieres handelt und sich hierzu
nicht das kompressible Luftvolumen der Beatmungsschläuche addiert,
werden durch den Einbau eines zusätzlichen patientennahen Ventils
die Luftwege getrennt (Abb. 2). Die Steuerung des Ventils erfolgt
über den Respirator.

Die Flüssigkeits- und Elektrolytsubstitution richtet sich nach
der Urinausscheidung, um die Komplikationen einer Unter- oder
Überbilanzierung zu vermeiden. Als Basisinfusion erhalten die
Tiere 5% Glucose zur Deckung des Energiebedarfes mit entsprechen-
der Elektrolytgabe.

Um die Gefahr von Sekundärinfektionen im Respirationstrakt zu
verringern, werden die Tiere prophylaktisch mit Gentamycin
(120 mg/24 Std) behandelt.

c) <u>Theoretische Aspekte zur Meßtechnik direkt registrierter
Einzelwerte</u>

Die Lungenventilation, der Gasaustausch also, setzt voraus, daß
ein bestimmtes Atemgasvolumen von und zu den Alveolen strömt.
Das Luftvolumen wird indirekt über den Gasflow als eine Funktion
des Druckabfalles bei bekanntem Widerstand gemessen. Entsprechend
den Gesetzen der Mechanik strömt Luft von einem Gebiet mit höhe-
rem Druck in Gebiete mit niedrigerem Druck. Die Strömungsge-
schwindigkeit ist eine Funktion der Druckdifferenz. Bei der
Spontanatmung entsteht im Alveolarbereich durch eine aktive
Thoraxexpansion ein subatmosphärischer Druck, der es ermöglicht,
daß Luft von außen in die Alveolen gelangt. Bei der künstlichen
Überdruckbeatmung verändern sich die Druckgegebenheiten in einen
über dem atmosphärischen Druck liegenden Bereich.

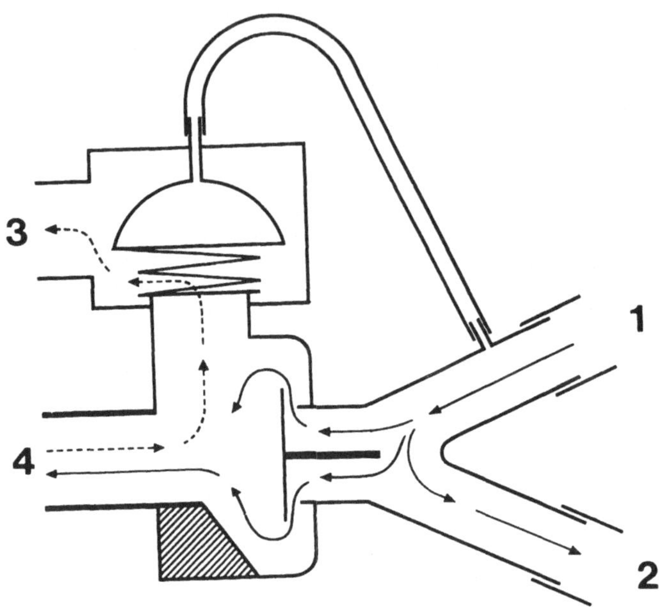

Abb. 2. Kollekt-Ventil zur Trennung der Ausatmungsluft von dem in den Respiratorschläuchen komprimierten Luftvolumen.
1 = Inspirationsschlauch des Respirators
2 = Exspirationsschlauch zum Respirator
3 = Ausatemluft des Patienten
4 = Inspirationsluft zum Patienten

Die gleichzeitige Registrierung der Flow-, Volumen- und Druck-Kurven läßt eine graphische Bestimmung von Beatmungsdruck und Volumen in dem Augenblick zu, in dem der Flow O beträgt, also keine Luft mehr strömt ($V\dot{v}$ = O, $P\dot{v}$ = O). Ebenso kann das Atemzugvolumen (Vt) im Augenblick des maximalen Flows erfaßt werden ($V\dot{v}$ = max). Obwohl der Pneumotachographiekopf auf Körpertemperatur aufgeheizt wird, ergeben sich bei der Temperatur des Untersuchungsraumes von etwa 20° C 4 - 10% niedrigere Werte für das inspiratorische Signal als für das exspiratorische. Aus diesem Grunde wird für die Bestimmung des Atemzugvolumens (Vt) der exspiratorische Wert verwandt, da er den Körperbedingungen am ehesten entspricht.

Zur Überprüfung der inspiratorischen Sauerstoffkonzentration im Atemgemisch wird ein Gerät verwandt, dessen Meßprinzip auf der paramagnetischen Eigenschaft des Sauerstoffes beruht. Das Gasgemisch wird in ein Magnetfeld eingebracht und über einen Heizdraht erwärmt. Es entsteht ein dem Sauerstoffgehalt proportionaler "magnetischer Wind", der über eine Meßbrücke elektrisch gemessen wird.

Die Messung des Kohlensäurepartialdruckes in der Ausatemluft basiert auf der Strahlenabsorption infraroten Lichtes durch CO_2, entsprechend seiner Konzentration. Die Exspirationsluft wird in 3-min-Portionen in einem Douglassack gesammelt und auf ihren CO_2-Gehalt analysiert. Durch eine kontinuierliche, tubusnahe Registrierung der CO_2-Konzentration erhält man eine Aussage über

die Größe des alveolären CO_2-Gaspartialdruckes. Da im allgemeinen
der CO_2-Partialdruck im arteriellen Blut (p_aCO_2) nur wenig von dem
der alveolären Luft verschieden ist, hat man auf diese Weise ein
einfaches Mittel in der Hand, Änderungen des arteriellen Kohlensäurepartialdruckes durch Veränderung des Atemzugvolumens zu nor-
malisieren.

Die polarographische pO_2-Messung im arteriellen und venösen Blut
beruht auf dem Prinzip von CLARK mit einer kunststoffüberzogenen
Platin-Elektrode, nach LÜBBERS und WINDISCH modifiziert (50). Die
pCO_2-Messung wird mit einer nach GLEICHMANN und LÜBBERS abgeänder-
ten stabilisierten Glaselektrode durchgeführt (51), die Ph-Messung
erfolgt potentiometrisch mit einer Glaselektrode. Die Sauerstoffsättigung (SO_2) wird auf optischem Wege nach dem Oxymetrie-Ver-
fahren bestimmt. Da die Meßtemperatur in den Meßgeräten konstant
auf 37° C eingestellt ist, müssen rechnerisch pH, pCO_2 und pO_2
auf die entsprechende Körpertemperatur korrigiert werden. Die
pH-Umrechnung erfolgt mit dem ROSENTHAL-Faktor (125), die Korrektur
für den pCO_2 nach dem von SEVERINGHAUS angegebenen Exponenten (128).
Die Korrekturfaktoren für die pO_2-Messung, ausgedrückt als prozen-
tuale Änderung/^oC Temperaturdifferenz, in Abhängigkeit vom pO_2-
und pCO_2-Druck sind der Tabelle von NUNN entnommen (108). Die
Hämoglobinmessung erfolgt photometrisch mit der Cyanhämoglobin-
methode bei 546 nm gegen die Transformationslösung.

Die kontinuierlich intravasal registrierten Blutdruckwerte, zentralvenöser Druck (CVP), Mitteldruck in der A. pulmonalis (P_{pulm})
und systolischer wie diastolischer Blutdruck (P_{syst}, P_{diast}) werden über entsprechende Druckwandler aufgenommen und über Zwischen-
verstärker auf dem Mehrkanalschreiber registriert. Die Bestimmung
des cardiac output (C.O.) erfolgt mittels der Kälteverdünnungs-
methode. Ein Indikator - in diesem Falle eine eisgekühlte Koch-
salzlösung - wird dem Blut zugemischt und die Temperaturänderung
stromabwärts über ein Thermoelement im Blut gemessen. Ein zum
Gerät gehörender Rechner integriert über die Zeit und zeigt das
Herzminutenvolumen digital an.

d) Meßgeräte

1. Zur Registrierung des Atemflows wird der Pneumotachographiekopf nach FLEISCH verwandt (44, 45). Die Integration des Flows
   über die Zeit zum Atemminutenvolumen und die Bestimmung des
   Atemdruckes erfolgen mit einem Pneumotachographen (Fa. Fenyves).

2. Das gesammelte Atemminutenvolumen wird mit Hilfe eines Spiro-
   meters (Fa. Dräger) am Ende des Ausatemschlauches gemessen.

3. Die O_2-Konzentration der Inspirationsluft wird durch kontinuierliche Messung mit dem Doppeloxytest (Fa. Hartmann & Braun)
   überprüft.

4. Der CO_2-Gehalt der Exspirations- und Alveolarluft wird mit dem
   CO_2-Analysator (Fa. Hartmann & Braun) analysiert.

5. Die Blutgasanalysen im arteriellen und venösen Blut werden mit
   dem Kombi Analysator U (Fa. Eschweiler & Co.) durchgeführt.

6. Die Bestimmung der Sauerstoffsättigung im arteriellen und
   venösen Blut erfolgt mit einem Oxymeter (Fa. Hellige).

7. Die Hämoglobinbestimmung wird mit einem Photometer (Fa. Eppen-
   dorf) durchgeführt.

8. Die Registrierung der Blutdruckwerte erfolgt über Druckwandler
   vom Typ P 23 Db (Fa. Statham) und entsprechende Vorverstärker
   (Fa. Schwarzer).

9. Die Herzaktion wird mit einem EKG-Gerät (Fa. Mela) überwacht.

10. Die Bestimmung des cardiac output (C.O.) erfolgt mit dem HZV-
    Meßgerät (Fa. Fischer).

11. Beatmungsflow, -druck, Atemzugvolumen, arterieller, zentral-
    venöser und pulmonaler Blutdruck sowie der alveolare CO_2-
    Partialdruck werden simultan und kontinuierlich auf dem Mehr-
    kanalschreiber Varioscript (Fa. Schwarzer) aufgezeichnet. Zu-
    sätzlich wird auf dem XY-Schreiber des Pneumotachographen
    (Fa. Fenyves) das Atemzugvolumen gegen den Beatmungsdruck
    registriert.

e) Einzelmeßwerte

Aus Gründen der Übersichtlichkeit sind in der folgenden Tabelle
alle direkt am Tier und aus dem Blut gewonnenen Einzelmeßwerte
noch einmal zusammengefaßt (Tabelle 1). Da zur Berechnung der
Lungenvolumina aus den gemessenen Einzelwerten Umrechnungsfaktoren
entsprechend der Umgebungsatmosphäre benötigt werden, werden zusätzlich der Barometerdruck und die Raumtemperatur zur Zeit jeder
Messung bestimmt ($\underline{31}$, $\underline{49}$).

f) Berechnete Größen

Volumen- und Druckänderungen stehen bei statistischen Bedingungen
in mittleren Atemlagen in einem festen, d. h. linearen und umge-
kehrten Verhältnis zueinander. Dieses Verhältnis wird definiert
als statischer Volumen-Druck-Koeffizient, statische Compliance (C)
oder als Volumenänderung je Einheit Druckänderung. Die technische
Konzeption des Endström, am Ende der Inspirationszeit ein Druck-
plateau bei gleichzeitigem Strömungsstillstand aufrechtzuhalten,
ermöglicht aus den Größen $V\dot{v} = 0$, $p\bar{v} = 0$ unter annähernd statischen
Bedingungen einen Quotienten zu bilden und die Compliance zu berechnen. Nach NORLANDER ($\underline{104}$) läßt sich weiterhin aus dem Quotienten von $V\dot{v} = max$ und der Compliance auf den Druck schließen, der
benötigt wird, um die elastischen Lungenwiderstände zu überwinden
(P_C).

$$P_C = \frac{V\dot{v} = max}{C} \tag{1}$$

Eine quantitative Analyse des Gasaustausches zwischen Alveolarluft
und dem Lungencapillarblut kann nur durchgeführt werden, wenn man
die Volumina der alveolären Belüftung, der Lungenperfusion und den
Gaspartialdruck in der Alveolarluft und dem Capillarblut kennt.
Mit Hilfe einer Reihe von Gleichungen lassen sich die gewünschten
Zusammenhänge herleiten. Die Faktoren der Bohrschen Gleichung

$$VD_{anat} = \frac{F_ACO_2 - F_ECO_2}{F_ACO_2} \cdot VE \tag{2}$$

Tabelle 1. Einzelmeßwerte

Größe	Symbol	Dimension
Atemzugvolumen (BTPS)	V_t, AZV	(ml)
Atemminutenvolumen (BTPS)	AMV, V_E	(1/min)
Atemzugvolumen (Flow = O)	$V\dot{v} = O$	(ml)
Beatmungsdruck (Flow = O)	$P\dot{v} = O$	(cm H_2O)
Atemzugvolumen (Flow = max)	$V\dot{v} = max$	(ml)
Tatsächlicher Beatmungsdruck	P_{tr}	(cm H_2O)
Exspiratorischer CO_2-Gehalt	F_ECO_2	(Vol.%)
Alveolärer CO_2-Gehalt	F_ACO_2	(Vol.%)
Inspiratorischer CO_2-Gehalt	F_IO_2	(Vol.%)
Hämoglobin	Hb	(g%)
Arterieller pH	pH	/
Sauerstoffpartialdruck (art.-ven.)	p_aO_2, p_vO_2	(mm Hg)
Sauerstoffsättigung (art.-ven.)	S_aO_2, S_vO_2	(%)
Kohlensäurepartialdruck (art.-ven.)	p_aCO_2, p_vCO_2	(mm Hg)
Mittlerer Pulmonalarteriendruck	P_{pulm}	(mm Hg)
Zentralvenöser Druck	CVP	(cm H_2O)
Arterieller Druck	P_{syst}, P_{diast}	(mm Hg)
Herzminutenvolumen	HMV, C.O.	(1/min)
Tiertemperatur	T_T	(^oC)
Barometerdruck	P_{Bar}	(mm Hg)
Raumtemperatur	T_R	(^oC)

erlauben die Berechnung des anatomischen Totraumes, also jenes
Raumes, der die zuführenden Luftwege bis zu den am Gasaustausch
teilnehmenden Alveolen umfaßt.

Der physiologische Totraum ist aus der Gleichung

$$VD_{phys} = \frac{p_aCO_2 - P_ECO_2}{p_aCO_2} \cdot VE \tag{3}$$

herzuleiten, wobei P_ECO_2 aus F_ECO_2 und P_{Bar} berechnet wird. Im
Idealfall sind der anatomische und physiologische Totraum gleich-
groß.

Das Verhältnis des physiologischen Totraumes zum Atemzugvolumen
(VD/Vt) wird ausschließlich durch gasanalytische Daten bestimmt.

$$\frac{VD}{Vt} = \frac{p_aCO_2 - P_ECO_2}{p_aCO_2} \tag{4}$$

Die Berechnung der alveolären Ventilation erfolgt aus der CO_2-
Ausscheidung. Die Kohlensäure als Endprodukt des intermediären
Stoffwechsels wird mit dem venösen Mischblut in die Lungencapillaren gebracht und gelangt über die Alveolen zur Ausscheidung. Da
die Inspirationsluft nur minimale CO_2-Konzentrationen enthält
(O,O4%), muß nahezu alles in der Exspirationsluft gemessene CO_2
aus der Alveolarluft stammen. Wenn die CO_2-Konzentration der
Exspirationsluft und der CO_2-Gehalt der Alveolarluft bekannt
sind, läßt sich das Gasvolumen berechnen, das in jeder Minute
aus den Alveolen ausgeatmet wird. Dies entspricht der effektiven
alveolären Ventilation.

12

$$VCO_2 \quad = \quad VA \cdot F_ACO_2 \tag{5}$$

$$VA \quad = \quad \frac{VCO_2}{F_ACO_2} \tag{6}$$

$$F_ACO_2 \quad = \quad \frac{CO_2\text{-Gehalt der Alveolarluft}}{100} \tag{7}$$

$$VA \quad = \quad \frac{VCO_2 \cdot 100}{CO_2\text{-Gehalt der Alveolarluft}} \tag{8}$$

Anstelle der CO_2-Konzentration der Alveolarluft kann der arterielle pCO_2 eingesetzt werden, so daß die Gleichung dann lautet:

$$VA \quad = \quad \frac{VCO_2 \cdot 863}{p_aCO_2} = \frac{VE \cdot F_ECO_2 \cdot 863}{p_aCO_2} \tag{9}$$

Da die Blutgaswerte auf Körpertemperatur (BTPS) korrigiert sind, die Bestimmung des AZV (Vt) ebenfalls den Körperbedingungen entspricht, sind weitere Korrekturfaktoren für die Lungenvolumina VD_{anat}, VD_{phys}, VA nicht mehr notwendig.

Die Berechnung der alveolär-arteriellen Sauerstoffpartialdruckdifferenz (A_aDO_2) erfolgt in allen 4 Gruppen bei reiner Sauerstoffgabe. In Gruppe B und D werden die Tiere zum entsprechenden Meßzeitpunkt mit einer F_IO_2 von 1 während 20 min beatmet, um ein steady state zu erreichen und eine alveolo-endcapilläre pO_2-Differenz zu verhindern.

Der P_AO_2 der Alveolarluft läßt sich nach folgender Formel bestimmen:

$$P_AO_2 \quad = \quad P_IO_2 - P_ACO_2 \left(F_IO_2 \cdot \frac{1 - F_IO_2}{RQ} \right) \tag{10}$$

P_IO_2 ist der O_2-Partialdruck der feuchten Inspirationsluft, P_ACO_2 stellt den alveolären CO_2-Partialdruck dar ($F_ACO_2 \cdot \frac{P_{Bar}}{100}$)

Der Korrekturfaktor ist abhängig vom respiratorischen Quotienten VCO_2/VO_2.

Bei einem RQ von 1 - in dem vorliegenden Versuch durch ausschließlich einergetischen Ersatz durch Glucose näherungsweise erreicht (123) - und einer Beatmung mit reinem Sauerstoff ($F_IO_2 = 1$), ist der Korrekturfaktor

$$F_IO_2 + \frac{1 - F_IO_2}{RQ} = 1 + \frac{1 - 1}{1} = 1 \tag{11}$$

Die Berechnung des Rechts-Links-Shunts durch die Lunge entspricht weitgehend der Bohrschen Gleichung zur Berechnung des respiratorischen Totraumes. Die O_2-Menge im arteriellen Blut entspricht dem

O_2-Gehalt im Blut, das die Lungencapillaren passiert und der O_2-Menge im Shuntblut

$$CaO_2 \cdot CO = CcO_2 \cdot Qc + CvO_2 \cdot Qs \tag{12}$$

Wobei Qc dem Blutvolumen pro Minute entspricht, das die Lungencapillaren perfundiert und Qs das Kurzschlußblutvolumen darstellt.

$$Qc = CO - Qs \tag{13}$$

Dies in Gleichung 12 eingesetzt, ergibt

$$Qs = \frac{C_aO_2 - C_cO_2}{CvO_2 - C_cO_2} \cdot CO \tag{14}$$

$$\frac{Qs}{CO} \cdot 100 = \frac{C_aO_2 - C_cO_2}{C_vO_2 - C_cO_2} \; (\%) \tag{15}$$

wobei die Kurzschlußblutmenge in % des Herzminutenvolumens angegeben ist. Wie bei der Berechnung der A_aDO_2 erfolgen auch hier die Meßwertbestimmungen in der Gruppe B und D nach einer 20minütigen Beatmung mit reinem Sauerstoff ($F_IO_2 = 1$). Man kann aus dem arteriellen und dem zentralvenösen Blut (A. pulmonalis) Blutproben entnehmen, so daß sich der C_aO_2 und C_vO_2 mit folgenden Parametern berechnen lassen:

$$C_aO_2 = Hb \cdot S_aO_2 \cdot 1,34 + \measuredangle O_2 \cdot p_aO_2 \tag{16}$$

$$C_vO_2 = Hb \cdot S_vO_2 \cdot 1,34 + \measuredangle O_2 \cdot p_vO_2 \tag{17}$$

$\measuredangle O_2$ repräsentiert die physikalische Löslichkeit für O_2 als Vol.% pro Torr in Abhängigkeit von der Körpertemperatur (110). Dagegen ist es unmöglich, Blut am Ende der Capillarpassage zur Messung von C_cO_2 zu entnehmen. Aus der Kenntnis des P_AO_2 und unter Voraussetzung, daß bei der Beatmung mit reinem Sauerstoff das Hämoglobin vollständig mit Sauerstoff gesättigt ist und kein Druckgradient mehr zwischen Alveole und Capillare besteht, läßt sich C_cO_2 indirekt ableiten.

$$C_cO_2 = Hb \cdot 1 \cdot 1,34 + \measuredangle O_2 \cdot P_AO_2 \tag{18}$$

Die aus Einzeldaten berechneten Größen, die mit entsprechenden Programmen nach digitaler Eingabe auf einem elektronischen Rechner berechnet werden, sind in der Tabelle 2 noch einmal zusammengefaßt.

g) Morphologische Untersuchungen

Um ein morphologisches Korrelat für eventuelle funktionelle Veränderungen zu finden, werden am Versuchsende am noch lebenden Tier in Halothannarkose aus allen Lungenlappen Präparate für die Lichtmikroskopie entnommen.

Nach der Entblutung der Tiere wird die Lunge in toto excidiert, makroskopisch nach ihrer Beschaffenheit befundet und das Lungengewicht festgestellt.[1]

Tabelle 2. Berechnete Größen

Größe	Symbol	Dimension
Compliance (pro kg KG)	$C/kg\ KG$	$(ml/cm\ H_2O/kg\ KG)$
Druck zur Überwindung der elastischen Widerstände	P_C	$(cm\ H_2O)$
Anatomischer Totraum /kg KG (BTPS)	$VD_{anat}/kg\ KG$	(ml)
Physiologischer Totraum/kg KG (BTPS)	$VD_{phys}/kg\ KG$	(ml)
Alveoläre Ventilation/kg KG (BTPS)	$VA/kg\ KG$	(ml)
Physiologischer Totraum /AZV	VD/Vt	$/$
Alveolärer Sauerstoffpartialdruck	P_AO_2	$(mm\ Hg)$
Alveolärer Kohlensäurepartialdruck	P_AO_2	$(mm\ Hg)$
Exspiratorischer Kohlensäurepartialdruck	P_ECO_2	$(mm\ Hg)$
Alveolär-arterielle Sauerstoffdifferenz	A_aDO_2	$(mm\ Hg)$
Shuntblutvolumen	$Q_S/C.O.$	$(\%)$

h) Statistik

Die statistischen Berechnungen werden mit dem Student-t-Test durchgeführt. Die Gegenüberstellung zwischen den einzelnen Gruppen erfolgt im unpaarigen, innerhalb der Einzelgruppen zwischen den Werten zu Versuchsbeginn und Versuchsende im paarweisen Vergleich.

a) Unpaariger t-Test

Aus zwei normal verteilten Grundgesamtheiten A und B mit denselben Varianzen wird je eine Stichprobe des Umfangs n_A und n_B entnommen. Die Stichprobenmittelwerte betragen m_A und m_B und können voneinander abweichen.

Die Abweichung läßt sich in zweifacher Hinsicht interpretieren:

1. Die wahren Mittelwerte sind identisch und der Unterschied zwischen den Stichprobenmittelwerten ist zufallsbedingt.
2. Die wahren Mittelwerte sind tatsächlich verschieden.

Ist die Nullhypothese zutreffend, ist es unwahrscheinlich, daß ein zufallsbedingter Unterschied gewisse Signifikanzschwellen überschreitet, die von der Variabilität, vom gewählten Signifikanzniveau und Stichprobenumfang n_A und n_B abhängen. Werden die Signifikanzschwellen überschritten, ist die Nullhypothese abzulehnen. Die Mittelwerte unterscheiden sich statistisch signifikant. In der Praxis geht man so vor, daß man nicht mit dem beobachteten Unterschied $m_A - m_B$ selbst arbeitet, sondern nach Student mit der Prüfgröße

---

[1] Die lichtmikroskopischen Untersuchungen sind liebenswürdigerweise von Herrn Dr. med. J. GALLE aus der Abteilung I für Pathologie der Universität Ulm (Leiter: Prof. Dr. O. HAFERKAMP) durchgeführt worden. (Fußnote von S. 13).

$$t = \frac{m_A - m_B}{S} \cdot \sqrt{\frac{n_A \cdot n_B}{n_A + n_B}} \tag{19}$$

$$S = \sqrt{\frac{S\ (x_A - m_A)^2 + S\ (x_B - m_B)^2}{n_A + n_B - 2}} \tag{20}$$

Die Größe x_A symbolisiert die Stichprobenwerte aus A, x_B diejenigen aus B. Man bildet also für jede Stichprobe die Summe der Abweichungsquadrate, addiert diese und dividiert durch die Summe der Freiheitsgrade $n_A + n_B - 2$. Aus dem erhaltenen Quotienten wird noch die Wurzel gezogen.

Als Voraussetzung, den Test anwenden zu dürfen, muß eine Varianzengleichheit beider Grundgesamtheiten bestehen. Mit dem t-Test werden die Stichprobenvarianzen zuvor auf Gleichheit überprüft.

b) Paarweiser t-Test

Hier ist die Versuchsanordnung so beschaffen, daß Vergleichsmessungen an einer Gesamtheit von Individuen vor und nach Behandlung (48stündige Beatmung) durchgeführt werden. Für jedes einzelne Individuum ergibt sich eine Differenz der Meßwerte. Wenn die Art der Behandlung keine Auswirkung hat (Nullhypothese), so ist es unwahrscheinlich, daß das arithmetische Mittel dieser Differenz stärker von Null abweicht. Die Signifikanz der Abweichungen wird wiederum mit dem t-Test überprüft.

Der Wert von t wird in diesem Fall nach der Formel

$$t = \frac{\text{mittlere Differenz}}{S} \cdot \sqrt{n} \tag{21}$$

berechnet. S ist die Standardabweichung der Einzeldifferenzen, während n die Anzahl der Differenzen darstellt.[2]

Alle statistischen Berechnungen werden mit einem elektronischen Rechner durchgeführt.

---

[2] Die statistische Analyse erfolgte unter Anweisung und Mithilfe von Herrn B. STEINHARDT aus der Abteilung für Medizinische Statistik und Dokumentation der Universität Ulm (Leiter: Prof. Dr. K. ÜBERLA).

C. Ergebnisse

Die Ergebnisse der Beatmungsversuche lassen sich unter zwei
Gesichtspunkten gliedern und besprechen:

a) Lungenfunktion
b) Lungenmorphologie.

a) Lungenfunktion

In diesem Kapitel stellen die graphischen Abbildungen zu den
verschiedenen Zeitpunkten Mittelwerte aus jeweils 10 Einzelmes-
sungen dar. Zusätzlich sind die 5%-Konfidenzintervalle einge-
zeichnet.

Die Compliance/kg KG als Ausdruck der Volumendehnbarkeit der
Lunge verändert sich in allen 4 Gruppen in Abhängigkeit von der
Beatmungsform und der Qualität des Beatmungsgases (Abb. 3).

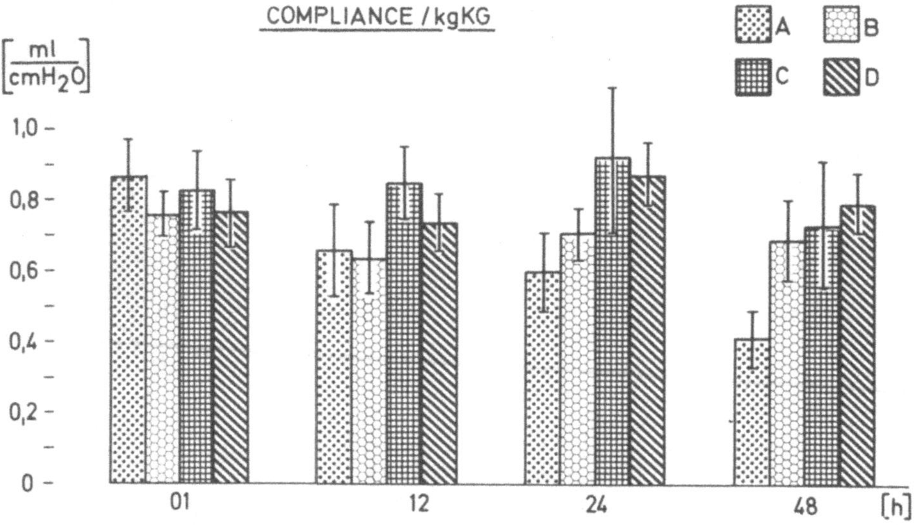

*Abb. 3. Complianceänderung der 4 Gruppen während der 48stündigen
Dauerbeatmung*

In der Gruppe A (Abb. 4 und 5) nimmt die Compliance im Versuchsablauf kontinuierlich ab (01 ⟶ 48 = 0,1%), wogegen die Compli-
ancereduktion in der Gruppe B gering und nicht signifikant ist
(Abb. 4 und 6).

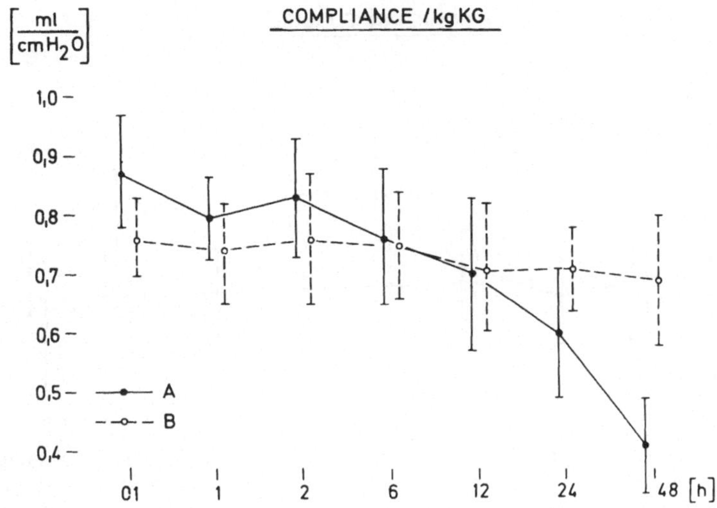

Abb. 4. Complianceänderung in Gruppe A und B

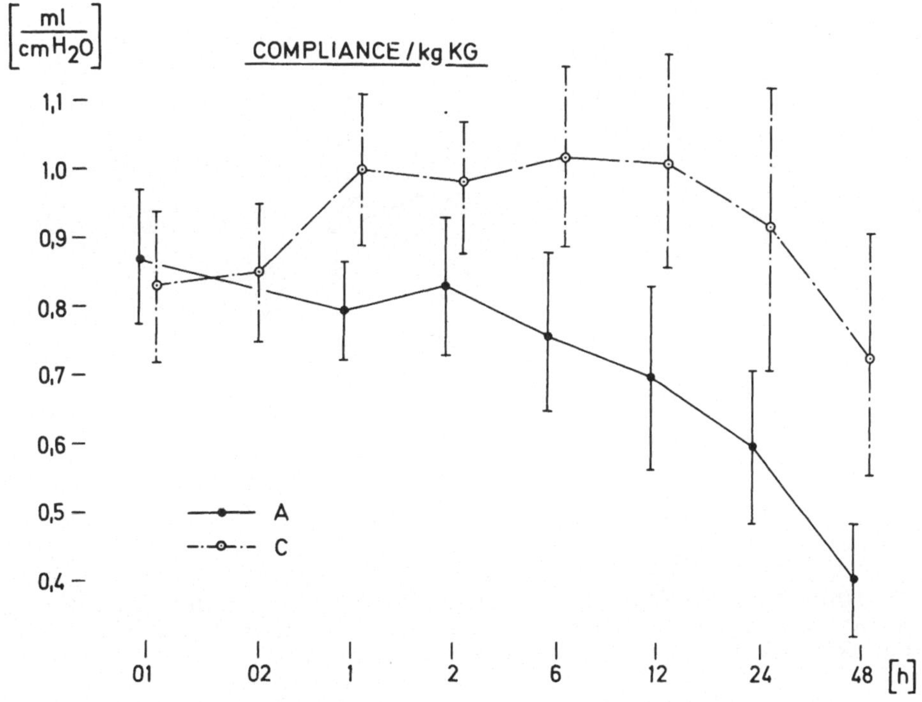

Abb. 5. Complianceänderung in Gruppe A und C

Der positive Einfluß des endexspiratorisch erhöhten Druckes ist
in der Gruppe C und D sichtbar (Abb. 5 bis 7). In beiden Gruppen
fällt eine Verbesserung der Compliance auf, nachdem der Endex-

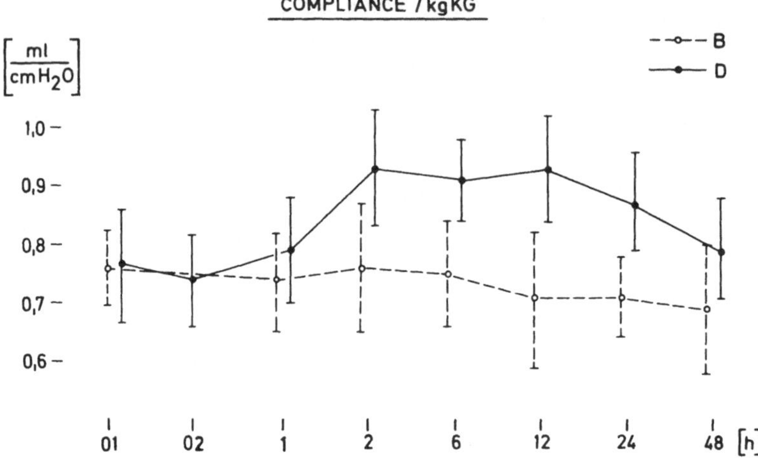

Abb. 6. Complianceänderung in Gruppe B und D

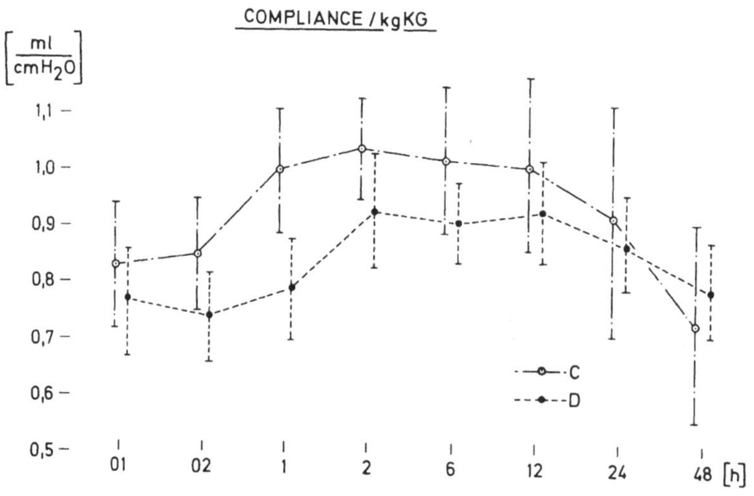

Abb. 7. Complianceänderung in Gruppe C und D

spirationsdruck erhöht wird. Einer kontinuierlichen Zunahme der Compliance bis zur Stunde 2 folgt eine Plateauphase auf dem erhöhten Niveau bis zur 12. Beatmungsstunde.

Danach verschlechtert sich die Compliance in qualitativ unterschiedlichem Maß in beiden Gruppen. Der Abfall in Gruppe D ist gering und unterschreitet den Ausgangswert nicht, die Reduktion der Gruppe C ist deutlich und fällt unter das Ausgangsniveau ab.

Der Anteil des Beatmungsdruckes, der benötigt wird, um die elastischen Lungenwiderstände zu überwinden (P_C), unterstreicht die Befunde der Compliancemessung. In der Gruppe A steigt P_C im Versuchsablauf am steilsten an (Abb. 8 und 9), während die Zunahme in der Gruppe B nur unwesentlich ist (Abb. 8 und 10).

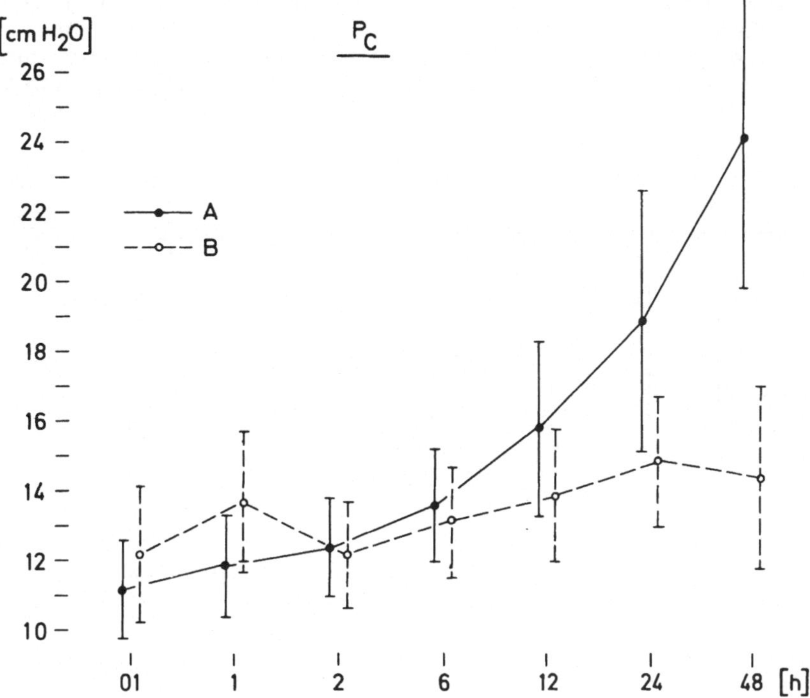

Abb. 8. Veränderungen von P_C in Gruppe A und B

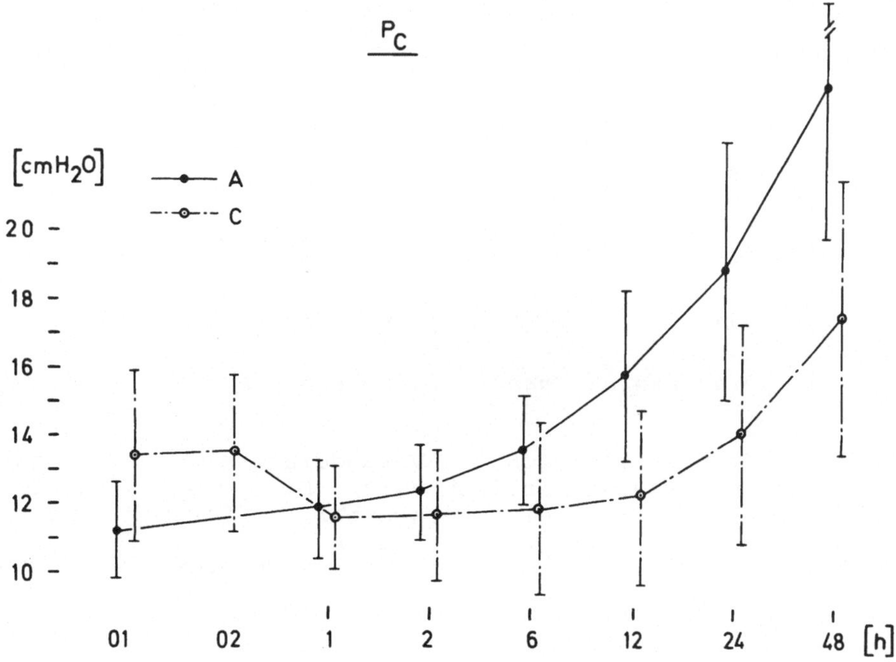

Abb. 9. Veränderungen von P_C in Gruppe A und C

In der Gruppe C fällt P_C entsprechend der Complianceverbesserung
zunächst auf ein konstant bleibendes Niveau ab (Abb. 9 und 11),
übersteigt aber gegen Versuchsende gering den Ausgangswert. In
der Serie D fällt ein langsamer aber kontinuierlicher Druckabfall
auf (Abb. 10 und 11).

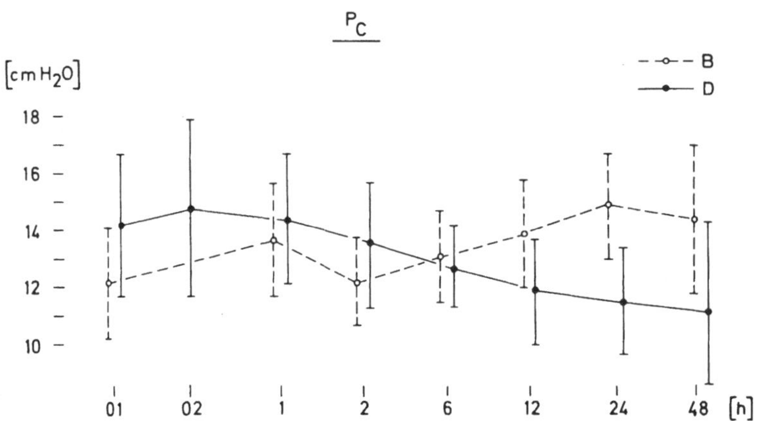

Abb. 10. Veränderungen von P_C in Gruppe B und D

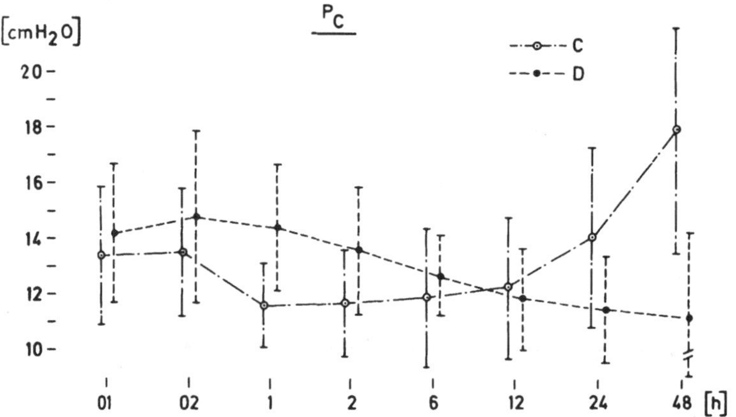

Abb. 11. Veränderungen von P_C in Gruppe C und D

Abb. 12 faßt übersichtlich die Veränderungen von P_C in allen
4 Gruppen im Versuchsablauf zusammen. Die gegenläufige Tendenz
von Serie A und D ist leicht erkennbar. In Serie B sind nur un-
wesentliche Größenänderungen zu sehen. In Gruppe C steigt der
Druck kontinuierlich, aber nicht in dem Umfange wie in Gruppe A.

Der anatomische Totraum (VD_{anat}), bezogen auf kg Körpergewicht,
gemessen unter BTPS-Bedingungen, verändert sich innerhalb der
4 Gruppen nur unwesentlich (Abb. 13).

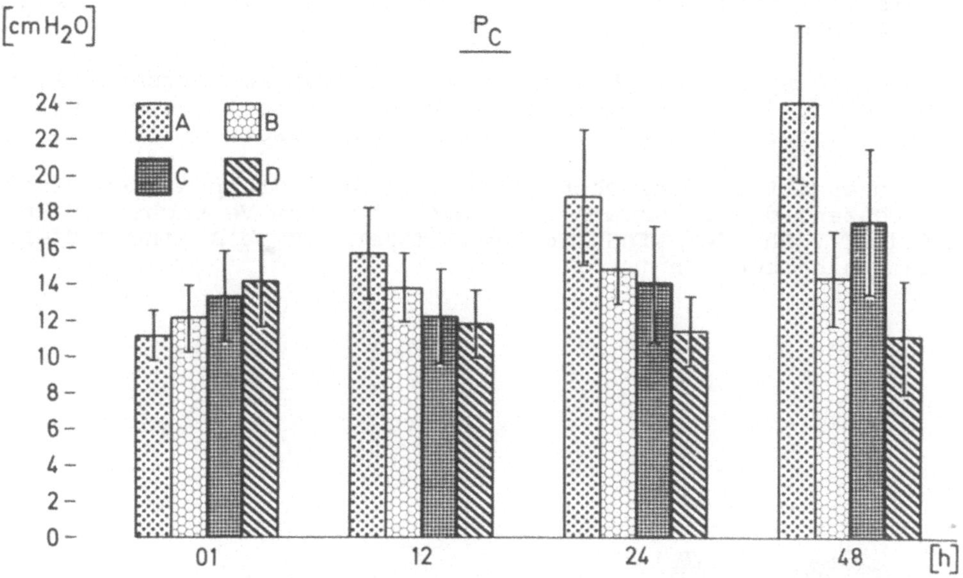

Abb. 12. Veränderungen von P_C in allen 4 Gruppen

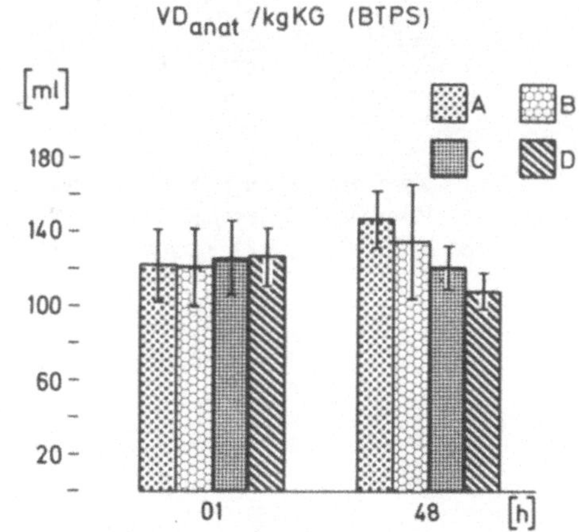

*Abb. 13. Veränderungen des anatomischen Totraumes (VD$_{anat}$/kg KG)
nach 48stündiger Beatmung in den 4 Versuchsgruppen. Die Größe
des anatomischen Totraumes ist auf das AMV bezogen (S. 10, Formel 2)*

Die Zunahme in Serie A, die geringe Abnahme in Serie C, führen
jedoch zu einem signifikanten Unterschied der beiden Gruppen am
Versuchsende.

Der physiologische Totraum (VD$_{phys}$), der unter Idealbedingungen
dem anatomischen Totraum entspricht, umfaßt bei pathologischen
Zuständen zusätzlich den Teil des Alveolarvolumens, das im Ver-

hältnis zur Perfusion überwiegt. Die Ausgangsmittelwerte sind in allen 4 Gruppen identisch (Abb. 14).

In Gruppe A nimmt der physiologische Totraum im Versuchsablauf deutlich zu, die Größenzunahme in Gruppe B und C ist gering, in Gruppe D unterscheiden sich Anfangs- und Endwerte nicht. Der graphische Vergleich zwischen physiologischem und anatomischem Totraum ergibt zu Versuchsbeginn in allen 4 Gruppen identische Differenzen, die in Gruppe B, C und D auch am Versuchsende unverändert vorhanden sind, wogegen in der Gruppe A eine Differenzzunahme nachzuweisen ist.

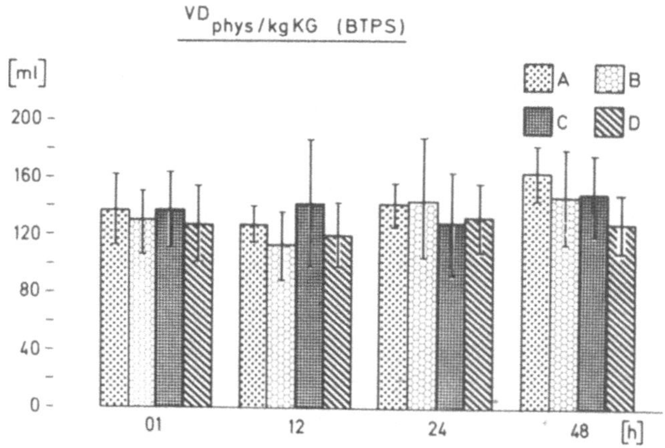

Abb. 14. Veränderungen des physiologischen Totraumes (VD_{phys}/kg KG) in den 4 Versuchsgruppen. Der physiologische Totraum ist auf das AMV bezogen (S. 11, Formel 3)

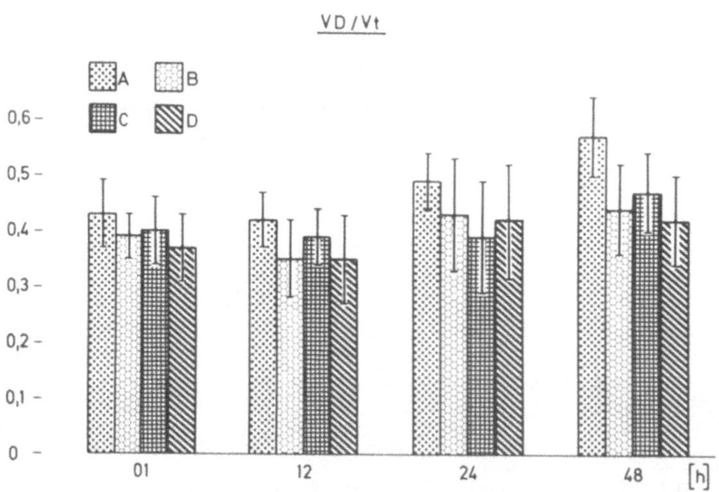

Abb. 15. Verhalten von VD/Vt in den 4 Versuchsgruppen

Die Abb. 15 veranschaulicht das Verhalten von physiologischem Totraum zum Atemzugvolumen (VD/Vt). Analog zur Zunahme des absoluten Wertes von VD_{phys} nimmt auch hier das Verhältnis von VD/Vt in der Gruppe A deutlich zu.

Das alveoläre Luftvolumen (VA) entspricht der Menge des gesamten Atemminutenvolumens unter Abzug des anatomischen Totraumes. Zum Zeitpunkt O1 treffen wir in allen 4 Gruppen identische Ausgangswerte an, die sich bis zum Versuchsende in Gruppe B, C und D nur unwesentlich ändern (Abb. 16). Nur in Gruppe A fällt VA kontinuierlich zum Versuchsende hin ab.

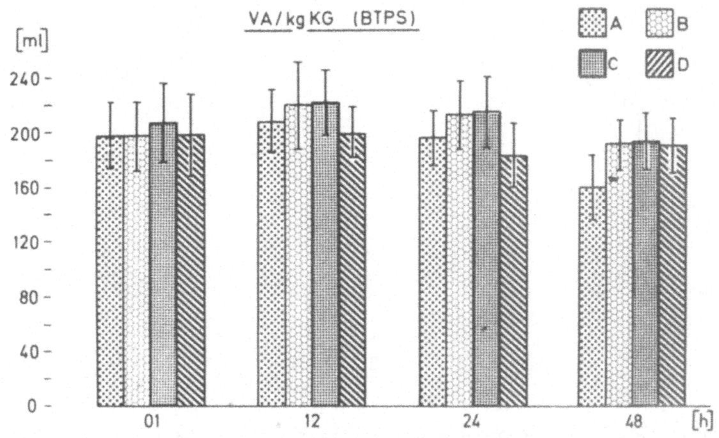

Abb. 16. Verhalten der alveolären Ventilation (VA/kg KG) in allen 4 Gruppen. Die alveoläre Ventilation ist auf das AMV bezogen (S. 12, Formel 9)

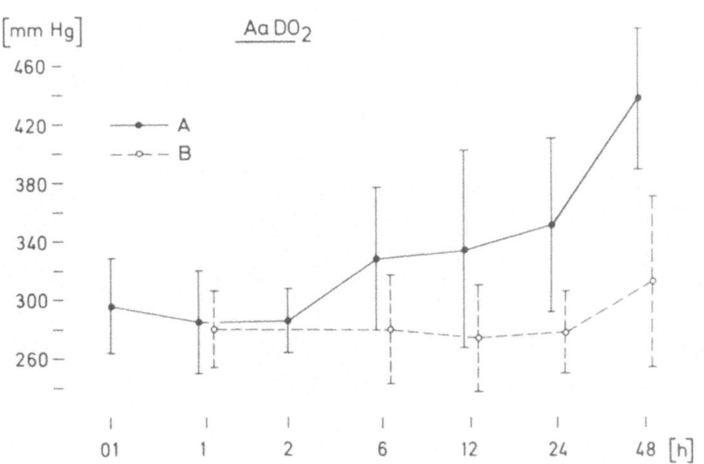

Abb. 17. Verhalten der alveolär-arteriellen Sauerstoffpartialdruckdifferenz (A_aDO_2) in Gruppe A und B

Die alveolär-arterielle Sauerstoffdifferenz (A_aDO_2) steigt in
Serie A schrittweise und signifikant an (Abb. 17 und 18), in
der Gruppe B gering (Abb. 17 und 19). In den Gruppen C und D
tritt zunächst ein Abfall ein, dem gegen Versuchsende ein kontinuierlicher Anstieg auf das Ausgangsniveau folgt (Abb. 18
bis 20).

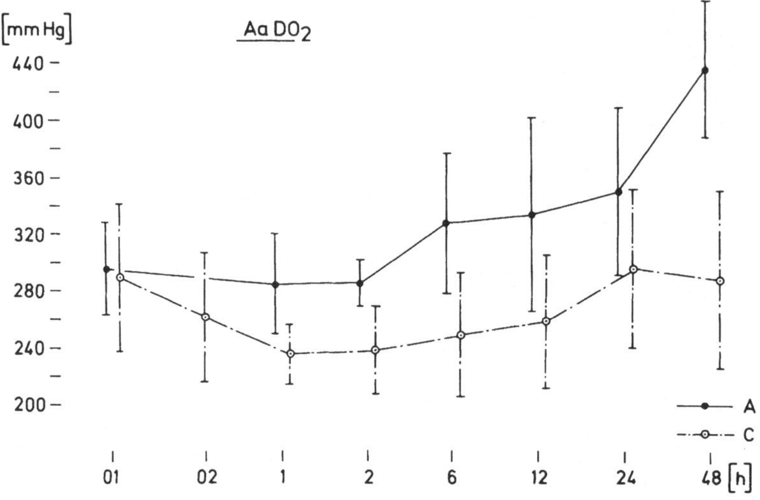

*Abb. 18. Verhalten der alveolär-arteriellen Sauerstoffpartial-
druckdifferenz (A_aDO_2) in Gruppe A und C*

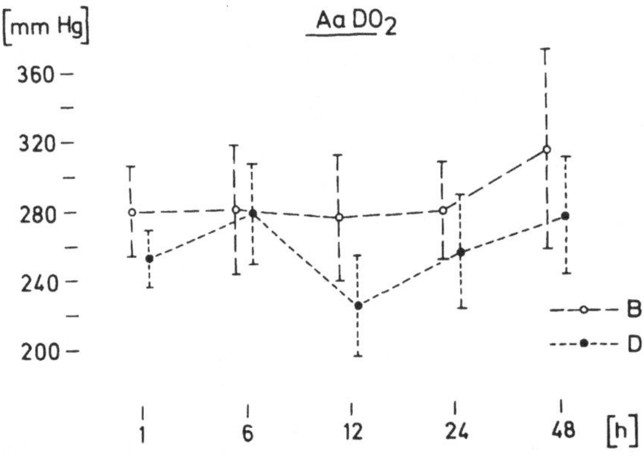

*Abb. 19. Verhalten der alveolär-arteriellen Sauerstoffpartial-
druckdifferenz (A_aDO_2) in Gruppe B und D*

Das Shuntblutvolumen (gemessen bei $F_IO_2 = 1$) durch die Lunge oder
die Rechts-Links-Kurzschlußblutmenge wird in Prozenten des Herzminutenvolumens angegeben. Diese Größe gibt einen klinischen Hinweis dafür, wie ungleichmäßig die Durchblutung ist und in welchem

Umfang Blut ein Lungengebiet mit minderbelüfteten Alveolen durch-
strömt. Die Graphiken verdeutlichen die schrittweise Zunahme der
Kurzschlußblutmenge in der Gruppe A (Abb. 21 und 22) und den
gegen Versuchsende gering zunehmenden Shunt in der Gruppe B
(Abb. 21 und 23).

In Gruppe C und D (Abb. 24) fällt in den ersten 12 Beatmungsstunden der Rechts-Links-Shunt zunächst ab, erreicht aber gegen
Versuchsende den Ausgangswert bzw. überschreitet ihn (Gruppe D).

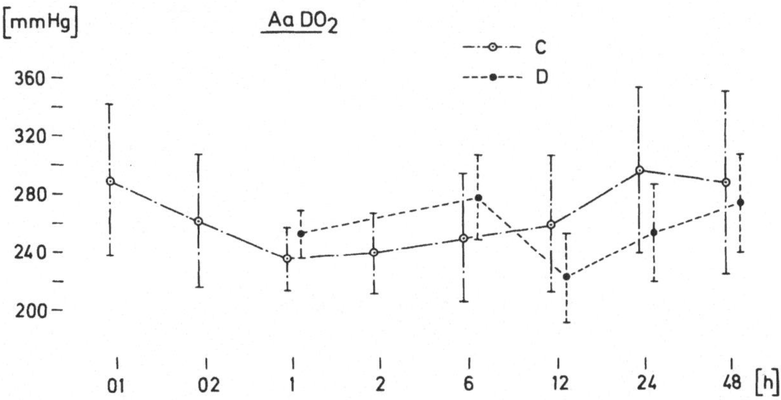

*Abb. 20. Verhalten der alveolär-arteriellen Sauerstoffpartial-
druckdifferenz (A_aDO_2) in Gruppe C und D*

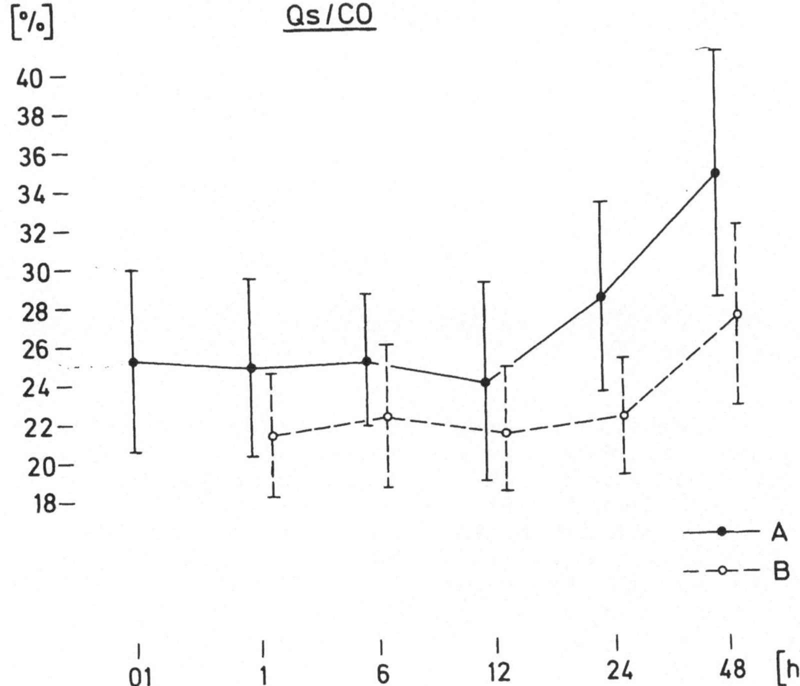

*Abb. 21. Verhalten des Rechts-Links-Shunts ($Q_s/C.O.$) in Gruppe A
und B*

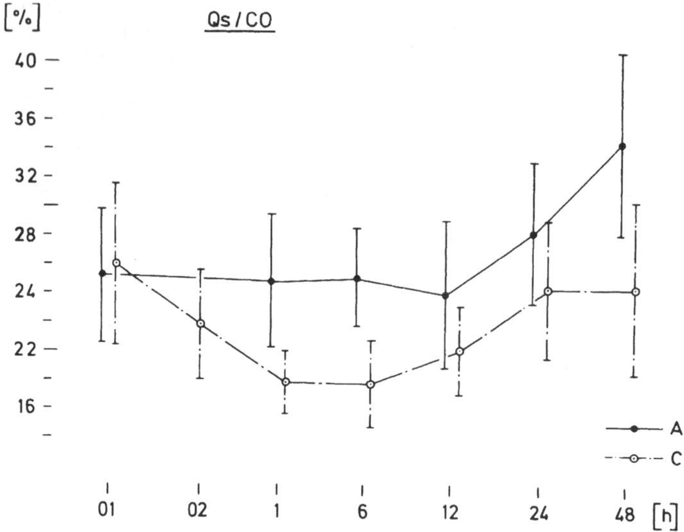

Abb. 22. Verhalten des Rechts-Links-Shunts (Q_s/C.O.) in Gruppe A und C

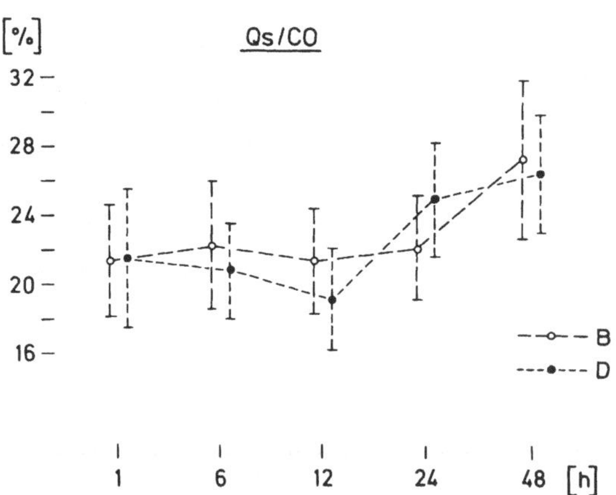

Abb. 23. Verhalten des Rechts-Links-Shunts (Q_s/C.O.) in den Gruppen B und D

Für die statistische Fragestellung interessiert der Vergleich zwischen Versuchsbeginn und Versuchsende einerseits sowie der Unterschied zwischen den entsprechenden Gruppen am Versuchsende. Mit dem paarigen t-Test werden die Zeiten O1, O2 und 1 gegen 48 verglichen, mit dem unpaarigen t-Test Gruppe A→ B, A→ C und B→ D jeweils zum Zeitpunkt 48. In der Tabelle 3 sind die Unterschiede zwischen Versuchsbeginn und -ende hinsichtlich ihrer statistischen Relevanz zusammengefaßt. Die Tabelle 4 gibt einen Überblick über statistische Unterschiede zwischen den Gruppen am Versuchsende.

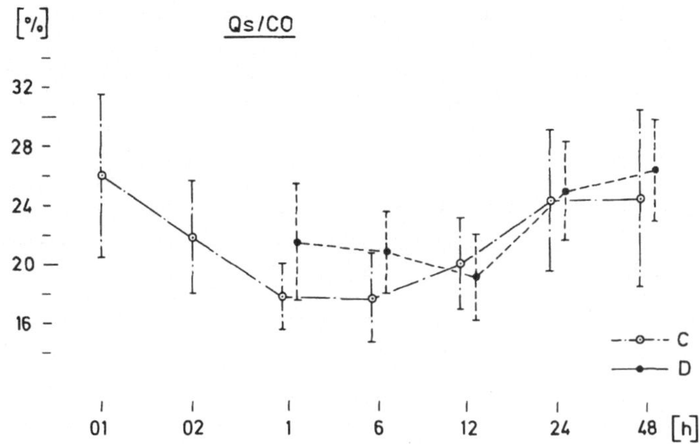

Abb. 24. Verhalten des Rechts-Links-Shunts $(Q_s/C.O.)$ in Gruppe C und D

b) Lungenmorphologie

Nach erfolgter Thorakotomie in tiefer Halothannarkose läßt sich am noch beatmeten und lebenden Tier ein erster makroskopischer Befund gewinnen. Zunächst unterscheiden sich die Lungen der Tiere in den Gruppen A und C von denen der Gruppen B und D durch ihren rötlichen Aspekt, vor allem in den dorsalen Lungenanteilen. Quantitativ ist die Atelektasenbereitschaft in der Gruppe A am deutlichsten ausgeprägt (Abb. 25). Nach Beendigung der künstlichen Beatmung kollabieren die Lungen langsam und nicht in dem Umfang, wie eine nicht-beatmete gesunde Lunge. Die Gewebskonsistenz ist fester als die von nicht beatmeten Tieren. Die Unterschiede der Lungengewichte/kg KG stehen in Relation zur Beatmungstechnik und dem O_2-Gehalt der Inspirationsluft. Aus der Lungenschnittfläche der Tiere aus der Gruppe A läßt sich regelmäßig aus den basalen Anteilen Ödemflüssigkeit abpressen. Makroskopisch scheinen die Tiere der anderen Serien hinsichtlich ihrer Ödembereitschaft geringer anfällig zu sein.

Die histologischen Befunde bestätigen weitgehend den bereits makroskopisch gewonnenen Eindruck. In quantitativ unterschiedlichem Ausmaß zeigen die Lungen aller Tiere Wassereinlagerungen im Interstitium und teilweise in den Alveolen. Da sich die Ödembildung nicht genau quantifizieren läßt, muß die Beschreibung rein empirisch erfolgen. Entsprechend dem höchsten Lungengewicht/kg KG in der Gruppe A (Tabelle 5) ist histologisch in dieser Gruppe auch die deutlichste Ödembereitschaft feststellbar. Das Interstitium und die Septen sind teilweise massiv verbreitert, die Alveolen mit Flüssigkeit und Eiweiß angefüllt.

Entsprechend der Schwerkraft verlagert sich die Flüssigkeit vorwiegend in die dorsalen Lungenpartien, so daß eine Ödemzunahme von ventral nach dorsal auffällt.

Tabelle 3. Es werden die statistischen Ergebnisse für die Lungenfunktion zusammengefaßt. Innerhalb der 4 Gruppen werden die Zeitpunkte O1$\longrightarrow$ 48, O2$\longrightarrow$ 48 und 1$\longrightarrow$ 48 gegenübergestellt. Die Zahlenwerte geben das Signifikanzniveau an, n.s. bedeutet nicht signifikant. Für die Vergleiche, die keine Angaben beinhalten, ist keine Prüfung auf Signifikanz durchgeführt worden. Für die A_aDO_2 und das Shuntblutvolumen (Q_S/C.O.) in Gruppe B und D erfolgen die ersten Meßwertbestimmungen zum Zeitpunkt 1, so daß nur ein Vergleich der Zeiten 1 gegen 48 erfolgen kann

	Gruppe	$O_1 \longrightarrow$ 48	$O_2 \longrightarrow$ 48	1 $\longrightarrow$ 48
C	A	0,1% (t=8,61)	x	0,1% (t=9,98)
	B	n.s.	x	n.s.
	C	n.s.	n.s.	1% (t=4.08)
	D	n.s.	n.s.	n.s.
P_C	A	0,1% (t=8,27)	x	0,1% (t=7,90)
	B	n.s.	x	n.s.
	C	n.s.	n.s.	5% (t=3,12)
	D	n.s.	5% (t=3,12)	n.s.
VD_{anat}	A	n.s.	x	x
	B	n.s.	x	x
	C	n.s.	x	x
	D	n.s.	x	x
VD_{phys}	A	1% (t=3,24)	x	1% (t=3,80)
	B	n.s.	x	n.s.
	C	n.s.	n.s.	n.s.
	D	n.s.	n.s.	n.s.
VD/Vt	A	0,1% (t=4,94)	x	n.s.
	B	n.s.	x	n.s.
	C	n.s.	5% (t=2,96)	n.s.
	D	n.s.	n.s.	n.s.
VA	A	5% (t=3,02)	x	n.s.
	B	n.s.	x	n.s.
	C	n.s.	n.s.	n.s.
	D	n.s.	n.s.	n.s.
A_aDO_2	A	1% (t=4,61)	x	0,1% (t=5,31)
	B	x	x	n.s.
	C	n.s.	n.s.	5% (t=2,31)
	D	x	x	n.s.
Q_S/C.O.	A	1% (t=3,62)	n.s.	1% (t=3,81)
	B	x	x	5% (t=2,77)
	C	n.s.	n.s.	5% (t=2,81)
	D	x	x	n.s.

Tabelle 4. Mit dem unpaarigen t-Test sind die Lungenfunktionsparameter der Gruppen A → C und B → D auf Signifikanz überprüft worden. Die Zahlenangaben geben das Signifikanzniveau an, n.s. bedeutet nicht signifikant

	A → B	A → C	B → D
C	1% (t=4,67)	1% (t=3,78)	5% (t=2,31)
P_C	1% (t=4,41)	5% (t=2,57)	5% (t=2,34)
VD_{anat}	n.s.	5% (t=2,87)	n.s.
VD_{phys}	n.s.	n.s.	n.s.
VD/Vt	5% (t=2,69)	5% (t=2,28)	n.s.
VA	5% (t=2,36)	5% (t=2,42)	n.s.
A_aDO_2	1% (t=3,58)	1% (t=3,92)	n.s.
Q_s/Q	5% (t=2,69)	5% (t=2,84)	n.s.

Tabelle 5. Mittelgewichte der Lungen pro kg KG in Gruppe A, B, C, D. Dargestellt sind zusätzlich die 5%-Konfidenzintervalle und die statistischen Vergleiche (unpaariger t-Test)

Gruppe	Mittelwert	5%-Konfidenz-intervall	Signifikanz		
A	20,35	± 3,33	A — B	t = 3,73	p = 1%
B	14,59	± 1,02	A — C	t = 3,13	p = 5%
C	14,77	± 2,27	B — D	t = 2,41	p = 5%
D	12,72	± 1,43			

Die Verbreiterung der Interstitien und das Alveolarödem treten ubiquitär auf und beschränken sich nicht auf einzelne Alveolarbereiche oder Lungenlappen. In zahlreichen Alveolen ist durch den intraalveolären Überdruck das Eiweiß mechanisch komprimiert und kleidet in Form von hyalinen Membranen die Alveolarwand aus (Abb. 26).

Neben der Flüssigkeitsexsudation aus dem intravasalen Raum fallen in den Alveolen isolierte Anhäufungen von roten Blutkörperchen auf. Ob die Erythrocyten ausschließlich aus den Alveolargefäßen stammen, oder aber nach Verletzungen der Tracheal- und Bronchialschleimhaut durch den Absaugkatheter in die Alveolen gelangen, läßt sich histologisch nicht mit Bestimmtheit aussagen. Die makroskopisch bereits gesicherten Atelektasenbereiche lassen sich mikroskopisch bestätigen. Die Alveolen sind kollabiert, das Interstitium massiv durch Flüssigkeit erweitert und von Leukocyten und Lymphocyten infiltriert.

Die Lymphgefäße erscheinen bei den Tieren aus allen 4 Gruppen erweitert zu sein, ohne daß sich eine qualitative Zuordnung zu einer der Gruppen durchführen läßt.

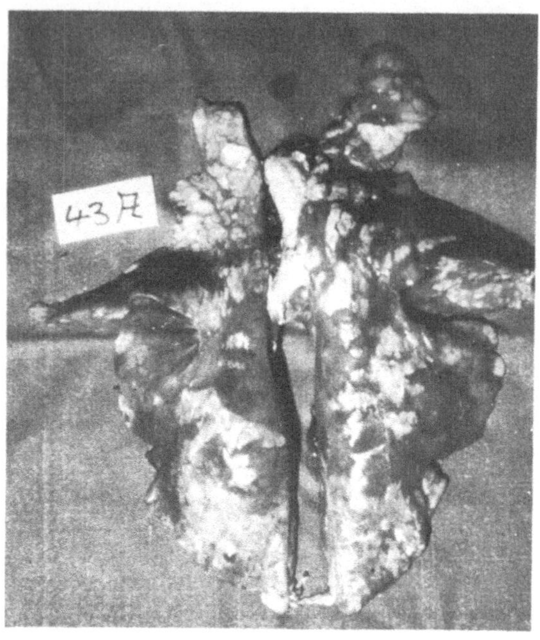

Abb. 25. Makroskopischer Befund einer excidierten Lunge. Die
flächenhaften dunklen Areale sind atelektatische Bereiche
(Tier Nr. 43, Serie A). Die Zahl 43 erklärt sich dadurch, daß
die 6 an maligner Hyperthermie vorzeitig verstorbenen Tiere mit
in die Numerierung eingehen

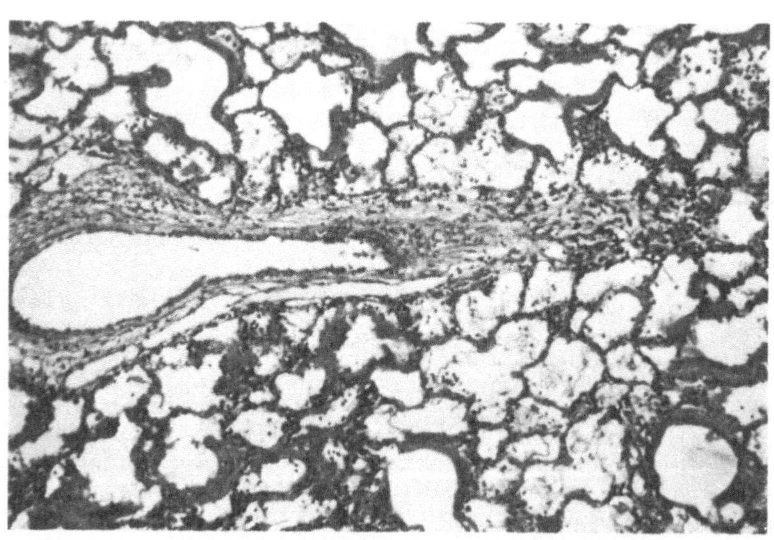

Abb. 26. Im linken Bildabschnitt sind zahlreiche Alveolen mit
Ödemflüssigkeit angefüllt. Teilweise sind die Alveolen tapeten-
artig von hyalinen Membranen ausgekleidet

Die histologischen Unterschiede zwischen Gruppe A und B sind
quantitativer und qualitativer Art. Quantitativ insoweit, als
das Ödem deutlich weniger umfangreich auftritt, aber ebenso wie
in Gruppe A das Interstitium und die Alveolen betrifft. Der
qualitative Unterschied läßt sich dahingehend deuten, daß Flüssigkeit nicht ubiquitär, sondern eher punktuell, auf einzelne
Alveolarbereiche beschränkt, im Extravasalraum auftritt. Zellinfiltrate im Sinne eines entzündlichen Vorganges sind nicht
feststellbar. Isoliert ist das intraalveoläre Ödem zu festen
Formationen im Sinne hyaliner Membranen verdichtet und liegt der
Alveolarwand an. Auch dieser Befund ist nur vereinzelt zu sehen.
Bei den meisten Tieren ergibt sich kein Anhalt für das Vorliegen
von hyalinen Membranen. Da sich eine Korrelation zwischen Lungengewicht und Ödemumfang darstellen läßt, liegt der Schluß nahe,
daß die Zunahme des Lungengewichtes in erster Linie von der Flüssigkeitsextravasation in das Gewebe bestimmt wird. Atelektasen
sind in der Gruppe B in geringerem Umfang nachweisbar als in der
Gruppe A.

Für die Gruppen C und D gilt dieselbe Beschreibung wie für A und
B, mit der Einschränkung, daß die pathologischen Veränderungen
quantitativ geringer ausgebildet sind. In Gruppe C fällt ähnlich
wie in Gruppe A eine eher generelle Ödemneigung auf, in der Gruppe D sind nur isolierte Alveolarbezirke betroffen. Entsprechend
dem Ödemrückgang sind auch hyaline Membrane in geringerem Umfang
nachweisbar, in Gruppe D gelingt es in keinem Fall. Auch für
Gruppe C und D ist der Schluß erlaubt, daß entsprechend den mittleren Lungengewichten und dem histologischen Feinschnitt die Ge-
wichtszunahme ausschließlich mit dem Grad der Ödemausbildung
korreliert.

D. Diskussion

a) Methodik

Das Hauptanliegen im methodischen Teil der Arbeit ist das Bemühen,
die Meßparameter unter exakt standardisierten und konstanten
Versuchsbedingungen zu bestimmen. Aus diesem Grunde sind alle
Einflüsse, die möglicherweise die Lungenfunktion im undefinierten
Umfange beeinträchtigen, auszuschalten. Primärerkrankungen im
Bereich des Respirationstraktes können ausgeschlossen werden,
da es sich um junge, klinisch unauffällige Tiere handelt. Wie
sich in Vorversuchen herausstellte, war der Respirationstrakt
während einer längeren Beatmung vorwiegend von gramnegativen
Erregern befallen, die im Antibiogramm hervorragend auf Gentamycin ansprachen. Aus diesem Grunde wird bei allen Versuchstieren
mit diesem Präparat eine Infektionsprophylaxe betrieben. Unter
dieser gezielten antibiotischen Therapie weist keines der Tiere
im histologischen Lungenbefund Zeichen einer Pneumonie auf. Um
einer Flüssigkeitseinlagerung in das Lungenparenchym durch eine
Überinfusion vorzubeugen, richtet sich die Flüssigkeitssubsti-
tution nach der Urinausscheidung. Die bei allen Tieren standar-
disierte und kontinuierliche Gabe sedierender Medikamente bewirkt
eine qualtitativ gleichartige vegetative Reaktionslage. Um Stör-
einflüsse des hämodynamischen Gesamtverhaltens auszuschließen,
werden pulmonaler, zentralvenöser und arterieller Blutdruck sowie
das EKG kontinuierlich mitregistriert.

Somit lassen sich bis auf die individuelle Disposition alle in der
Einleitung angeführten Parameter, die in unterschiedlichem Maße
die Lungenfunktion während einer Dauerbeatmung mitbeeinflussen
können, ausschalten. Daß die individuelle Veranlagung selbst eine
untergeordnete Rolle spielt, dafür spricht das in den einzelnen
Gruppen qualitativ gleichgerichtete Verhalten der gemessenen
Größen.

Bei der im Versuch angewandten Methodik der Compliancemessung
wird die Volumendehnbarkeit von Lunge und Thorax zusammen bestimmt. Da von der Annahme auszugehen ist, daß sich die Elasti-
zitätsverhältnisse des Thoraxgerüstes bei voller muskulärer Re-
laxation im Versuchsablauf nicht ändern, beziehen sich die Compli-
anceänderungen allein auf die Beeinträchtigung der Lungenelastizität. Die Angabe einer absoluten Compliancegröße zum Vergleich
mit Werten anderer Autoren ist sehr problematisch, da sie von
mehreren Faktoren beeinflußt wird: der funktionellen Residualkapazität, dem Alter, dem Gewicht und dem augenblicklichen In-
spirationsflow. Für die Versuchsaussage im Rahmen der durchge-
führten Experimente interessiert weniger eine absolute Größenan-
gabe als vielmehr die Änderung während der 48stündigen Beatmung.
Aus diesem Grunde wird die Compliance auf das meßtechnisch leich-

ter feststellbare Körpergewicht bezogen und die Messung am Ende
des inspiratorischen Plateaus bei Flowstillstand vorgenommen. Die
inspiratorische Plateauphase sichert, daß in diesem Augenblick
die Inspirationsluft gleichmäßig verteilt ist.

In der Formel 9 (s.S. 12) wird der alveoläre Kohlensäurepartialdruck dem arteriellen Kohlensäurepartialdruck gleichgesetzt. Dies
gilt nur für Verhältnisse, bei denen die Diffusion nicht extrem
erschwert ist und die Relation der Perfusion zur Ventilation sich
nicht in stärker pathologische Bereiche verlagert. Da die Kohlensäure ein gut diffundierbares Gas darstellt, können Fehler von
seiten der Diffusion ausgeschlossen werden. Allein das gestörte
Ventilations-Perfusions-Verhältnis kann in der Gruppe A zu ver-
fälschten Meßergebnissen führen.

Die kontinuierliche Registrierung der Drucke in Aorta und A. pulmonalis zeigen für die 4 Gruppen folgende Gesetzmäßigkeiten: Die
unterschiedlichen Sauerstoffkonzentrationen in der Inspirationsluft haben keinen Einfluß auf das Kreislaufverhalten. Die aortalen
Blutdruckwerte unterscheiden sich nicht signifikant, obwohl zunächst in Gruppe C und D der Blutdruck nach Erhöhung des Endex-
spirationsdrucks während der ersten 4 Beatmungsstunden signifikant
unter den Vergleichswert der Gruppen A und B absinkt (p = 5%).
Der Mitteldruck in der A. pulmonalis liegt am Versuchsende in der
Gruppe C (25,3 + 4,8 mm Hg) auf dem 5%-Niveau signifikant über
den Werten der Serie A (20,6 + 3,5 mm Hg). Gruppe D (26,2 + 5,2
mm Hg) und Gruppe B (21,5 + 4,1 mm Hg) unterscheiden sich ebenfalls signifikant (p = 5%). Die nahezu identischen Werte in Gruppe
A und B erlauben den Schluß, daß die verschiedenen Sauerstoffkonzentrationen die Versuchsergebnisse durch Beeinflussung des arteriellen Blutdrucks nicht beeinträchtigen. Hingegen kann die
Druckerhöhung im kleinen Kreislauf entsprechend dem Starlingschen
Gesetz (131) in Gruppe C und D eine verstärkte Flüssigkeitsextravasation bewirken und damit eventuelle Beatmungsfolgen überdecken.

Das uns aus Vorversuchen bekannte nachteilige Verhalten der
Schweine, in Narkose gelegentlich eine maligne Hyperthermie zu
entwickeln, haben wir bewußt in Kauf genommen. Die Hyperthermie
tritt stets unmittelbar nach der Narkoseeinleitung auf, so daß
der Versuch rechtzeitig abgebrochen werden kann. Dagegen über-
wiegen die Vorteile einer leichten Beschaffung, einer großen
Artgleichheit durch Inzucht sowie eines dem Menschen ähnlichen
physiologischen Verhaltens.

Die Übertragung der im Tierexperiment gewonnenen Daten auf den
Menschen ist natürlich mit aller gebotenen Skepsis vorzunehmen.
Doch kann an dieser Stelle bereits aus den ersten klinischen Erfahrungen auf unserer Intensivstation mit Einschränkungen gefol-
gert werden, daß ein initial erhöhter Endexspirationsdruck die
Ausbildung einer Respiratorlunge gegenüber einer IPPV-Beatmung
zumindest verzögert.

b) Ergebnisse

Die eingangs gestellten Fragen lassen sich anhand der tierexperi-
mentell weitgehend standardisierten Versuchsergebnisse unter verschiedenen Gesichtspunkten diskutieren:

1. Führt eine intermittierende Überdruckbeatmung zu lungenfunktionellen Veränderungen?

2. Hat eine hochprozentige Sauerstoffgabe in der Inspirationsluft einen nachteiligen Einfluß auf die Lungenfunktion?

3. Beeinflußt die initiale Anwendung eines positiven Endexspirationsdruckes die Lungenfunktion positiv im Vergleich zu einer intermittierenden Überdruckbeatmung?

4. Kann die Anwendung einer positiv endexspiratorischen Druckbeatmung die "sauerstofftoxischen" Folgen reduzieren?

5. Führt eine intermittierend positive Druckbeatmung zu morphologischen Lungenveränderungen im Sinne einer "Respiratorlunge"?

6. Sind die "sauerstofftoxischen" Veränderungen am Lungenparenchym von den unmittelbaren Respiratorfolgen zu trennen?

7. Kann die Anwendung eines positiv erhöhten Endexspirationsdruckes die Lungenmorphologie sowohl nach einer intermittierenden Überdruckbeatmung wie nach Gabe reinen Sauerstoffes im positiven Sinne beeinflussen?

8. Gibt es eine "Respiratorlunge" per definitionem?

9. Welche Konsequenzen ergeben sich für den klinischen Bereich?

<u>Ad. 1</u>

Nach theoretischen und praktisch-klinischen Erfahrungen lassen sich die Respiratorfolgen an einer gesunden Lunge schematisch auf folgende Faktoren reduzieren:

<u>1 a: Erhöhung der Oberflächenspannung</u> (<u>12</u>, <u>27</u>, <u>28</u>, <u>29</u>, <u>92</u>, <u>142</u>, <u>148</u>). Die Oberflächenspannung einer Alveole ist abhängig von der Konzentrationsdichte und der Qualität oberflächenaktiver Moleküle, also dem Surfactantsystem oder Antiatelektasenfaktor und einer funktionstüchtigen Subphase. NEERGARD (<u>103</u>) zeigte schon früh, daß durch Füllen der Lungen mit Salzlösung die Hystereseschleife und das Residualvolumen der Lunge durch Entfernen der Luft-Flüssigkeits-Berührungsfläche beseitigt wird. Verschiedene Beobachtungen ließen erkennen, daß der Alveolarfilm ununterbrochen wieder aufgefüllt werden muß, wobei die normale Ventilation der Lunge für die Regeneration des Filmes hauptverantwortlich scheint (<u>40</u>). Die dynamische Natur des Regenerationsprozesses wird noch durch die Tatsache hervorgehoben, daß excidierte Lungen periodisch ventiliert werden müssen, damit sie ihre Oberflächenaktivität beibehalten. Eine begrenzte Expansion oder Hypoventilation der Lunge reduziert die Oberflächenaktivität durch Abdiffusion oberflächenaktiver Moleküle in die Subphase und prädisponiert zum Alveolarkollaps (<u>12</u>, <u>27</u>, <u>28</u>, <u>29</u>, <u>142</u>). Eine solche Hypoventilation einzelner Alveolarbezirke ist im Verlaufe einer Dauerbeatmung gut vorstellbar. So werden Alveolen mit einer niedrigen Compliance und erhöhtem Widerstand der zuführenden Luftwege nur ungenügend ventiliert, wenn die Insufflationszeit bzw. die Länge des Druckplateaus zu kurz ausfallen. Bei einem relaxierten Patienten kommt erschwerend hinzu, daß der negative Pleuradruck, der unter den Bedingungen einer Spontanatmung den Oberflächendruck antagonisiert, vermindert ist. Dies führt gerade in dem Fall solcher

"langsamer" Alveolen zu einem Kollaps, da der transalveoläre
Druck oft nicht mehr ausreicht, um die Alveole zu entfalten.

Im Rahmen einer Dauerbeatmung existieren zahlreiche Möglichkeiten, das Surfactant-System zu beeinflussen:

- Ödem (127)
- Hypoventilierte Alveolen (3, 12, 92, 143, 145, 148)
- Hypoxie (1, 100)
- Acidose (1, 136)
- Fibrinogen, Serum (14, 138, 139, 143, 144)
- Infektion (124)
- Vegetative und humorale Faktoren (10, 39, 134).

1 b: Veränderungen des Ventilations-Perfusions-Quotienten (11,
20, 48, 135, 137). Das gestörte Verhältnis von Ventilation zu
Perfusion - primär von funktioneller Bedeutung - kann bei länge-
rer Beatmung auch die Lungenmorphologie beeinträchtigen. Beginnen
wir mit der Perfusion, die von drei Faktoren beeinflußt wird (82):

- Druck in der A. pulmonalis (schwerkraftabhängig)
- Intraalveolardruck
- Druck im linken Vorhof (schwerkraftabhängig).

In aufrechter Position reicht der Pulmonalisdruck zur Perfusion
der Lungenspitze nicht aus, da der Alveolardruck hier den transmuralen Pulmonalisdruck übersteigt. Im Lungen-Mittelgeschoß übersteigt der Pulmonalisdruck bereits den Transalveolardruck. Die
Lungencapillaren werden eröffnet, bleiben in ihrem Endbereich
jedoch noch verschlossen, da hier der Gefäßdruck auf den Druck
im linken Vorhof abfällt, der noch unter dem Alveolardruck liegt.
Allein die Atem- und Kreislaufschwankungen erlauben hier eine
periodische stoßweise Durchblutung. Im Bereich der Lungenbasis
schließlich bleiben die Gefäße ständig eröffnet, da sowohl der
Pulmonalis-, wie der linke Vorhofdruck die Gefäße permanent eröffnet halten. Dieselbe Gesetzmäßigkeit wie bei stehenden Patienten trifft für alle möglichen Lagepositionen entsprechend abge-
wandelt zu.

Während wir auf die Perfusion nur einen geringen Einfluß haben,
können wir die Ventilation über die Respiratoreinstellung modifi-
zieren. Die Lunge ist in Ruhelage, also endexspiratorisch mit
einer elastischen Spiralfeder vergleichbar, die der Schwerkraft
ausgesetzt ist. In dieser Position ist die Feder im oberen Teil
durch das Eigengewicht stärker gedehnt, während die unteren
Spiralwindungen näher aneinanderliegen. Bei einer Dehnung der
Feder, etwa vergleichbar einer spontanen oder künstlichen Inspiration, streckt sich lediglich der basale Teil, während der
obere Teil weitgehend unbeeinflußt bleibt. Wir können die Spiralwindungen mit Alveolen vergleichen und erkennen, daß das Alveolar-
volumen in Ruhe in der Spitze groß, in der Basis klein ist. Bei
der Inspiration wird die eingeatmete Luft vorwiegend auf die
basalen Partien verteilt. Diese geschilderten Verhältnisse treffen
jedoch nur auf eine gesunde Lunge zu. Für atelektatisch veränderte
Lungen, wie wir sie vielleicht zu Beatmungsbeginn schon antref-
fen, oder aber im Beatmungsverlauf, trifft diese Gesetzmäßigkeit
nicht mehr zu. In diesem Falle werden vorwiegend die nicht-ate-

lektatischen Lungenareale, unabhängig von der Lage der Atelektasen, ventiliert. Da bei liegenden Patienten die Alveolen vorwiegend basal kollabieren, also im Bereich der stärksten Perfusion, haben wir es mit einer schweren Störung des Ventilations-
Perfusions-Quotienten zu tun. Im Extremfall könnte dies bedeuten,
daß das gesamte Herzminutenvolumen durch nicht-ventilierte, atelektatische Lungenbezirke strömt.

1 c: Totraumzunahme (147). Eng gekoppelt mit dem Verhältnis der
Ventilation zur Perfusion steht naturgemäß der physiologische
Totraum. Eine Erhöhung dieses Quotienten, also eine gegenüber
der Perfusion relativ stärker zunehmende Ventilation, bedeutet
immer eine Zunahme dieses Totraumes. Als Extremfall gilt ein
totaler Verschluß der Lungengefäße bei noch intakter Ventilation.
In der Situation einer Dauerbeatmung wird bei zunehmender Atelek-
tasenneigung der Lunge, die vorwiegend für die Lungenbasis, also
den gut perfundierten Teil gilt, die Ventilation in unphysiologischer Weise zunehmend in die Spitze verlagert. Da die Perfusion
entsprechend dem Schwerkraftgesetz dort nur unwesentlich ist,
erhöht sich der Ventilations-Perfusions-Quotient in unphysiologischer Weise.

Für die Analyse der arteriellen Blutgaswerte bedeutet dies, daß
der Kohlensäurepartialdruck noch kompensiert werden kann, der
Sauerstoffpartialdruck jedoch abfällt und sich die alveolär-
arterielle Sauerstoffdifferenz erhöht.

1 d: Complianceabnahme (19, 38, 40, 47, 52, 57, 65, 67). Die
Compliance-Reduktion im Rahmen einer Dauerbeatmung ist das Ergebnis mehrerer im gleichen Sinne wirkender Faktoren. So kann
eine erhöhte Oberflächenspannung in der Alveole zu einer Abnahme
der Dehnbarkeit führen (12, 27, 28). Um eine unverändert hohe
alveoläre Ventilation beizubehalten, ist ein höherer Beatmungsdruck erforderlich. Nach BENZER (12) spielt die abnorme Kom-
pression und anschließende Dekompression des Alveolarfilms die
dominierende Rolle beim Zustandekommen der Beatmungsschäden am
oberflächenaktiven Film. ANTHONISEN (3) konnte die Complianceabnahme während einer apnoeischen Beatmung an Katzenlungen, wenn
er die Lunge auf 55% ihrer Totalkapazität gedehnt hielt, verhindern. Das Auftreten von Atelektasen und die Verbreiterung
des Interstitiums durch Flüssigkeitseinlagerung reduzieren
ebenfalls die Lungenelastizität.

Die Ergebnisse dieser experimentellen Studie decken sich teilweise
mit den theoretischen Vorstellungen und den klinischen Erfahrungen. Die intermittierende Überdruckbeatmung mit Raumluft (Serie B) führt zu einer Abnahme der Compliance, die als Folge einer
geringen Atelektasenbereitschaft und Erhöhung der Oberflächenspannung gedeutet werden kann. Der Beatmungsdruck, der für die
Überwindung elastischer Lungenwiderstände erforderlich ist (P_C),
nimmt im gleichen Umfange zu. Der physiologische Totraum
(VD_{phys}) und das Verhältnis von physiologischem Totraum zu
Atemzugvolumen erhöhen sich im Sinne einer ungleichmäßigen
Belüftung der Alveolen. Die alveolär-arterielle Sauerstoffdifferenz nimmt als Folge eines gestörten Ventilations-Perfusions-
Verhältnisses zu. Alle Veränderungen sind diskret und nicht
signifikant, doch weist die Tendenz auf eine Verschlechterung der

Lungenfunktion im Sinne einer "Respiratorlunge" hin. Die Vermutung liegt nahe, daß bei einer längeren Beatmungsdauer bzw. bei einer primär vorgeschädigten Lunge die Symptome noch wesentlich ausgeprägter ausfallen werden.

Ad. 2

Das Verständnis für die Pathophysiologie der Entstehung einer Lungenfunktionsstörung nach Sauerstoffapplikation ist in den letzten Jahren klar geworden. Die erste Arbeit aus diesem Themenkreis stammt von KISTLER (78), der Ratten in reiner Sauerstoffatmosphäre untersuchte. Bemerkenswertes Ergebnis der Untersuchungen ist die Feststellung, daß die degenerativen Veränderungen eher an den Gefäßendothelien beginnen und nicht am Alveolarepithel. KAPLAN (76) und KAPANCY (75) kommen in ihren Untersuchungen zu identischen Aussagen. Einer Schwellung der Endothelzellen folgt eine ödematöse Verbreiterung des Interstitiums. 48 Std nach der Sauerstoffexposition sind die Alveolarzellen vom Typ I teilweise zerstört, die Basalmembran verdickt und die Alveolarzellen vom Typ II degenerativ hyperplastisch verändert. Das Interstitium ist von Fibroblasten und leukocytärem Infiltrat durchsetzt.

Die Befunde in der Gruppe A (IPPV, $F_IO_2 = 1$) sprechen ganz im Sinne eines "sauerstofftoxischen" Einflusses auf die Lungenfunktion. Die Compliance nimmt kontinuierlich und zum Versuchsende hin signifikant ab (Tabelle 3). Die nachteiligen Einflüsse einer hohen Sauerstoffgabe auf die Lungenelastizität sind in erster Linie das Resultat degenerativer Veränderungen des Lungenparenchyms (75, 76). Die erhöhte Gefäßpermeabiltät führt zu einer Flüssigkeitsextravasation mit zunehmendem interstitiellem und intraalveolärem Ödem. Der oberflächenaktive Film wird inaktiviert (127) und zerstört. Dies führt zu einem Alveolarkollaps, da der transalveoläre Druck nicht mehr ausreicht, um die Alveolen zu entfalten.

Der Druckanteil des Beatmungsdruckes, der benötigt wird, um die elastischen Lungenkräfte zu überwinden, (P_C), entspricht in seinem Verlauf weitgehend den Complianceverhältnissen. Er unterstreicht damit die Befunde der Compliancemessung, obwohl in seine Berechnung mit der Größe $V\dot{V}$ = max ein Faktor eingeht, der bei der Berechnung der Volumendehnbarkeit nicht berücksichtigt wird.

Die Größe des anatomischen Totraumes (VD_{anat}), bezogen auf kg KG, nimmt in der Gruppe A gering zu. Dies kann als Folge eines erhöhten kompressiblen Luftvolumens durch den kontinuierlichen Anstieg des Beatmungsdruckes interpretiert werden.

Der physiologische Totraum (VD_{phys}), der neben dem anatomischen Totraum auch die im Verhältnis zur Perfusion überwiegende alveoläre Ventilation umfaßt, nimmt in der Gruppe A signifikant zu (Tabelle 3). Dies ist das Resultat einer ungleichmäßigen Ventilation, da ein Teil der Alveolen infolge einer hohen Oberflächenspannung oder eines intraalveolären Ödems hypoventiliert wird und andere Bereiche kompensatorisch hyperventiliert werden. Da als

Summeneffekt eine alveoläre Hyperventilation in Relation zur Durchblutung besteht, muß der physiologische Totraum zunehmen. Analog hierzu erfolgt auch eine Erhöhung des Verhältnisses VD/Vt um einen signifikanten Betrag (Tabelle 3).

Trotz konstant bleibenden Atemminutenvolumens nimmt die alveoläre Ventilation (VA) in der Gruppe A signifikant ab. Da sich rechnerisch die alveoläre Ventilation aus der Differenz zwischen Atemminutenvolumen und anatomischem Totraum ergibt, und dieser in dem Kollektiv A zunimmt, folgt zwangsläufig auch eine Reduktion der alveolären Ventilation.

Die alveolär-arterielle Sauerstoffdifferenz erhöht sich während einer Beatmung mit reinem Sauerstoff um einen signifikanten Betrag über das Ausgangsniveau. Diese Zunahme ist aus dem gestörten Verhältnis der Ventilation zur Perfusion erklärbar. Die Korrelation zwischen dem Shuntblutvolumen (Qs/Q) und der A_aDO_2, die von mehreren Autoren bereits nachgewiesen wurde (4, 43, 48), läßt sich auch in dieser Arbeit nachvollziehen. Der in der Gruppe A am Versuchsende erhöhte Rechts-Links-Shunt entspricht in seiner prozentualen Zunahme der Erhöhung der A_aDO_2.

Der nachteilige Einfluß einer hochprozentigen Sauerstoffgabe läßt sich aus der signifikanten Veränderung (Tabelle 3) der gemessenen Parameter bei einem Vergleich des Ausgangswertes gegen den Endwert (O1 ⟶ 48) innerhalb der Gruppe A ersehen. Die Gegenüberstellung der Zeitpunkte 48 (Versuchsende) zwischen Gruppe A und B ergibt ebenfalls für die meisten Meßwerte signifikante Unterschiede (Tabelle 4) und spricht ganz im Sinne eines "sauerstofftoxischen" Einflusses.

Ad. 3

Um Atelektasen zu verhindern bzw. zu beheben, wird seit geraumer Zeit mit einem positiven Endexspirationsdruck beatmet (PEEP). Der erste Effekt ist die Erhöhung der funktionellen Residualkapazität (4, 5, 6, 7, 8, 80, 91). Die Erhöhung des Endexspirationsdruckes verursacht einen Anstieg des arteriellen Sauerstoffpartialdruckes und einen Abfall des Shuntblutvolumens durch die Lunge (5, 6, 7, 8, 48, 61). Der Anstieg des p_aO_2 verhält sich hierbei direkt proportional zum Abfall der Shuntblutmenge und ist umgekehrt proportional zur funktionellen Residualkapazität. Je größer der Shunt in der Lunge ist, um so wirkungsvoller ist der Effekt von PEEP.

Die initiale Erhöhung des Endexspirationsdruckes führt in der Gruppe D zu einer Verbesserung der Volumendehnbarkeit der Lunge, die ihr Punctum maximum nach 2 Std erreicht und während der nächsten 12 Std konstant bleibt. Dies entspricht der verbesserten funktionellen Residualkapazität (FRC) durch Entfaltung bereits bestehender reversibler Atelektasenbereiche. Gegen Versuchsende folgt ein geringer Abfall der Compliance, der wahrscheinlich durch die Ausbildung basal gelegener Atelektasen und durch eine geringe interstitielle Ödemneigung bewirkt wird.

Der 48-Std-Endwert in der Gruppe D liegt gering über dem Ausgangsniveau, in der Gruppe B darunter. Dieses gegenläufige Ver-

halten führt zu einer signifikanten Differenz der beiden Meßwerte
am Versuchsende.

Signifikante Unterschiede am Versuchsende zwischen den beiden
Kollektiven B und D bestehen ebenfalls bei der Größe P_C.

Die initiale Anwendung eines positiven Endexspirationsdruckes
- so die Versuchsresultate in Gruppe D - vermag die nachteiligen
Respiratorfolgen einer intermittierend positiven Druckbeatmung
zu reduzieren. Durch Vermeiden einer stärkeren Alveolarkompression
während der Ausatemphase (12) hat die Beatmung mit einem positiven
Endexspirationsdruck einen stabilisierenden Effekt auf den oberflächenaktiven Alveolarfilm. Sie verringert durch eine Erhöhung
der funktionellen Residualkapazität die Shuntblutmenge und bewirkt
signifikant bessere Complianceverhältnisse als im Vergleichskol-
lektiv B.

Ad. 4

Der Einfluß eines positiv erhöhten Endexspirationsdruckes auf die
Lungenfunktion ist bei einer Beatmung mit reinem Sauerstoff
(A $\longrightarrow$ C) ausgeprägter als bei einer Beatmung mit Raumluft (B $\longrightarrow$ D).
Letzten Endes ist dies das Resultat der stärkeren funktionellen
Beeinträchtigung der Lunge im Rahmen der degenerativen Parenchym-
schädigung durch Sauerstoff. Interstitielles und alveoläres Ödem,
Atelektasen infolge erhöhter Oberflächenspannung, führen zu einer
deutlichen Erniedrigung der funktionellen Residualkapazität, einer
Erhöhung der Totraumventilation und einem Mißverhältnis des Ventilations-Perfusions-Quotienten. Der erhöhte Endexspirationsdruck
ist in der Lage, die funktionellen Veränderungen durch eine Nor-
malisierung der FRC weitgehend zu kompensieren.

Ad. 5

Die histologischen Lungenbefunde der Gruppe B sprechen dafür,
daß eine intermittierende positive Druckbeatmung, auch mit einem
niedrigen Sauerstoffpartialdruck in der Inspirationsluft, zur
Flüssigkeitseinlagerung im Lungenparenchym führt.

Das isolierte, auf einzelne Alveolarbereiche beschränkte Auftreten
von Ödemflüssigkeit im Versuchskollektiv B ist am ehesten als me-
chanischer Effekt im Sinne einer verringerten Transportleistung
der Lymphgefäße zu interpretieren. Der im Verlaufe einer Dauerbeatmung verstärkte Lymphfluß (34, 122) kann durch Verlegung der
abführenden Lymphgefäße, zumindest partiell, nicht mehr gewähr-
leistet werden. Die theoretische Vorstellung besteht darin, daß
die Lymphgefäße durch einen inhomogenen Dehnungszustand der Alveolen abgeknickt werden und ein Mißverhältnis zwischen Lymphproduk-
tion und der Transportkapazität der Gefäße besteht. Aber auch
eine isolierte Erhöhung der Oberflächenspannung nach Minderbelüf-
tung einzelner Alveolarbereiche muß mit in die theoretischen
Überlegungen einbezogen werden. Die bei der Analyse der funktionellen Veränderungen ausgesprochene Vermutung, daß eine Respiratorbeatmung zu Lungenveränderungen im Sinne einer "Respiratorlunge" führt, läßt sich durch die histologischen Untersuchungen

eindeutig bestätigen. Die Complianceabnahme ist unter anderem
ein Produkt der Flüssigkeitszunahme im Lungenparenchym. Die von
verschiedenen Autoren aufgestellte These, hyaline Membranen seien
nur Folge der "Sauerstofftoxicität" (102, 105) oder eines Kreis-
laufversagens (14), kann durch die vorliegende Studie widerlegt
werden. Das vereinzelte Auftreten von hyalinen Membranen in der
Gruppe B spricht dafür, daß jede Form der Respiratortherapie, unabhängig von der Sauerstoffgabe, zu einer "Beatmungslunge" führen
kann.

Ad. 6

Das ubiquitäre Auftreten von Ödemflüssigkeit in den beiden mit
reinem Sauerstoff behandelten Gruppen sowie das isolierte Vor-
handensein von Flüssigkeitseinlagerung im Parenchym der Kollek-
tive B und D weisen auf unterschiedliche pathogenetische Mecha-
nismen hin. Sauerstoff, in hoher Konzentration appliziert, führt
zu allgemeinen degenerativen Veränderungen, primär am Gefäßendothel. Die Überdruckbeatmung allein bewirkt über einen mechani-
schen, isolierten Verschluß der Lymphgefäße eine lokalisierte
Ödembereitschaft. Histologisch sind also beide pathogenetischen
Abläufe voneinander zu differenzieren.

Ad. 7

Die Anwendung eines endexspiratorisch erhöhten Beatmungsdruckes
verringert in beiden Gruppen (C, D) die Ödembereitschaft signifikant zu den Vergleichskollektiven A und B. Dieser Schluß muß
aus dem Vergleich der Lungengewichtsverhältnisse pro kg Körpergewicht gezogen werden, da sich eine exakte Analyse allein aus
dem histologischen Bild nicht treffen läßt. Für die Befundung
der Lungenhistologie kann nur die Empirie herangezogen werden,
die sich jedoch mit den Lungengewichtsbestimmungen deckt.

Der Flüssigkeitsstrom im Gewebe wird vom Austritt aus der Capillare bis zum Abfluß über die Lymphwege nach dem Starlingschen
Gesetz von mehreren Größen gesteuert (131). Die Druckgradienten
zwischen Gefäß, Interstitium und Alveolen spielen hierbei eine
entscheidende Rolle (54, 60, 68, 83, 88, 115, 132, 133). Bei
einer Abnahme des Surfactant wird die zunehmende Oberflächenspannung auf die Alveolarwand übertragen und erhöht damit den capil-
larhydrostatischen Druck, der normalerweise dazu neigt, Flüssigkeit in das Interstitium und die Alveole zu befördern (93, 94,
114). Vom Surfactant wird angenommen, daß er durch Senkung der
Oberflächenspannung diesen Druck herabsetzt und damit die Durch-
dringung von Wasser während eines Atemcyclus verhindert (84, 112,
113). Der pulmonale Lymphfluß ist normalerweise nur gering, kann
aber unter künstlicher Beatmung deutlich verstärkt sein (34, 122).

Die Beatmung mit positivem Endexspirationsdruck kann einerseits
den Lymphflow durch den erhöhten transthorakalen Druck vermindern
und andererseits durch Stabilisierung des Surfactant den inter-
stitiellen Druck anheben und den transmuralen Gefäßdruck senken.
Für das Lungengewebe bedeutet dies eine geringere Ödemneigung
während einer PEEP-Beatmung (23).

<u>Ad. 8</u>

Die vorliegenden tierexperimentellen Untersuchungen, die erstmals
an einem exakt standardisierten Modell vorgenommen werden, wider-
legen in einem Punkt die vorherrschende Lehrmeinung und geben
entscheidende klinische Impulse für die Dauerbeatmung. Der Begriff der "Beatmungslunge", der von vielen Autoren als eine
falsche Interpretation, nämlich als "sauerstofftoxische " Folge
und nicht als Beatmungsfolge ausgelegt wird, darf zu Recht in
die Terminologie eingeführt werden. Die Ergebnisse sprechen ohne
Zweifel dafür, daß auch eine intermittierende Überdruckbeatmung
mit Raumluft zu spezifischen Lungenveränderungen im Sinne einer
"Respiratorlunge" führt. Der bis jetzt hierfür verantwortlich
gemachte Sauerstoffeffekt läßt sich in funktioneller Hinsicht
quantitativ hiervon trennen. Lungenmorphologisch sind quantitative aber auch qualitative Unterschiede eindeutig zu analysieren.
Bei einer Beatmung mit reinem Sauerstoff verhindert eine PEEP-
Ventilation nicht die degenerative Endothelschädigung, reduziert
aber die morphologischen und funktionellen Folgen.

<u>Ad. 9</u>

Für die klinischen Belange bieten sich mehrere Schlußfolgerungen
an:

Die große Hilfe kontinuierlicher pneumotachographischer Untersuchungen und die andauernde Überwachung und Berechnung der lungenfunktionellen Parameter sind hervorzuheben. Die ausschließliche
Registrierung der Blutgase, des Beatmungsdruckes und des Atemminutenvolumens reichen heute für eine optimale Respiratoreinstellung nicht mehr aus. Wie aus der vorliegenden Arbeit entnommen werden kann, hat die Art der Respiratoreinstellung, unabhängig vom Sauerstoffpartialdruck der Inspirationsluft, auch bei
einer primär gesunden Lunge unterschiedliche Einflüsse auf die
Lungenfunktion und -morphologie. Es ist leicht vorstellbar, daß
bei einer durch andere "Noxen" bereits alterierten Lunge eine
differenzierte Respiratortherapie sich wesentlich ausgeprägter
auf die Lungenstruktur auswirken kann. Aus dieser Überlegung
heraus muß die Forderung für die Zukunft lauten, jeden Beatmungs-
patienten pneumotachographisch zu überwachen und funktionelle
Änderungen in Abhängigkeit von der Beatmungstechnik zu registrieren. Der computergesteuerte Respirator, der sich jeder akuten
Lungenfunktionsänderung anpaßt, läßt sich heute bereits technisch
verifizieren. Es fehlen jedoch noch die in der klinischen Praxis
gewonnenen Daten und Erfahrungen für eine optimale Programmierung.

Um dies zu erreichen, müssen zusätzliche Informationen an standardisierten Tiermodellen gewonnen werden. Die vorliegende Studie
stellt einen ersten Schritt in diesem Bemühen dar.

Die Beatmung mit einem positiv erhöhten Endexspirationsdruck galt
bisher als die Therapieform der letzten Wahl bei einem deletären
Beatmungsverlauf. Die Ergebnisse dieser Arbeit sprechen für eine
Erweiterung der Indikationsstellung. Ein positiver endexspirato-
rischer Druck verspricht bereits bei initialer Anwendung, res-
pektive bei noch intakter Lungenfunktion, einen großen Erfolg.

In diesem Sinne sind die Versuchsergebnisse zu interpretieren.
Eine Beatmung mit positivem Endexspirationsdruck vermag die Tendenz zur Verschlechterung gemessener Lungenparameter teilweise
signifikant abzumildern. Was für die 48stündige Beatmung einer
primär gesunden Lunge bereits Gültigkeit hat, wird für einen
längeren Beatmungsverlauf oder aber für eine vorgeschädigte Lunge
in verstärktem Umfang zutreffen.

Die Verringerung nachteiliger Respiratorfolgen durch Anwendung
von PEEP beugt einer erforderlichen Erhöhung der F_IO_2 im Rahmen
einer Langzeitbeatmung vor. Es besteht somit die Möglichkeit,
die Sauerstoffkonzentration in der Inspiratorluft nicht in toxi-
sche Bereiche erhöhen zu müssen. Ist eine hochprozentige Sauerstoffgabe nicht zu umgehen, verhindert PEEP zwar nicht die degenerativen Veränderungen am Gefäßendothel, reduziert aber die
Symptome morphologischer und funktioneller Folgen.

E. Zusammenfassung

Das Ziel dieser Arbeit ist es, unter exakt definierten Ausgangs-
und Versuchsbedingungen die Fragen abzuklären, ob eine künstliche Überdruckbeatmung die Lunge im Sinne einer "Respiratorlunge" beeinträchtigt, ob die "sauerstofftoxischen" Folgen vom
Respiratoreinfluß zu trennen sind und die Beatmungstechnik die
Lungenveränderungen modifiziert.

Zwei Parameter werden variiert, der Endexspirationsdruck und der
Sauerstoffgehalt der Inspirationsluft. Vier Tierkollektive (Hausschweine) werden wahlweise mit einem Endexspirationsdruck von
0 cm H_2O (IPPV) und + 7,5 cm H_2O (PEEP) beatmet. Der Sauerstoffgehalt des Atemgases beträgt in 2 Serien 25 - 30%, 2 Gruppen
werden mit reinem Sauerstoff beatmet. Die Tiere sind randomisiert und je 10 Tiere auf die 4 Gruppen verteilt.

Serie A: IPPV, F_IO_2 = 1

Serie B: IPPV, F_IO_2 = 0,25 - 0,30

Serie C: PEEP (+ 7,5 cm H_2O), F_IO_2 = 1

Serie D: PEEP (+ 7,5 cm H_2O), F_IO_2 = 0,25 - 0,30

Die untersuchten lungenfunktionellen Parameter und der morphologische Befund des Tierkollektivs A bestätigen ohne Zweifel den
"sauerstofftoxischen" Effekt auf das Lungenparenchym im Rahmen
einer Dauerbeatmung. Hiervon abzugrenzen sind die eigentlichen
Beatmungsfolgen in der Gruppe B. Die Lungenfunktion verschlechtert sich teilweise signifikant. Die Tendenz der Änderungen
weist in die Richtung einer "Beatmungslunge". Die morphologische
Untersuchung untermauert diese Ansicht., da ein auf einzelne Alveolarbereiche beschränktes intraalveoläres wie interstitielles
Lungenödem nachzuweisen ist, sich jedoch gegen das massivere und
ubiquitär auftretende Ödem der Gruppe A abgrenzt. Die Lymphgefäße
sind isoliert stark erweitert, das intraalveoläre Ödem zu festen
Formationen im Sinne hyaliner Membranen komprimiert.

Die Beatmung mit einem positiven Endexspirationsdruck vermag sowohl die Beatmungsfolgen aber auch den "sauerstofftoxischen"
Effekt zu reduzieren. Die Complianceverhältnisse und der zur
Überwindung elastischer Lungenkräfte notwendige Beatmungsdruck
sind in der Gruppe D signifikant günstiger als in der Vergleichs-
gruppe B. Gruppe C weist bei allen gemessenen Lungenfunktions-
größen signifikant bessere Werte auf als das Vergleichskollek-
tiv A. Die mittleren Lungengewichte unterscheiden sich ebenfalls

deutlich in Abhängigkeit von der Qualität des Beatmungsgases
und der Beatmungstechnik.

Die Aussage für den klinischen Bereich lautet, die Lungenfunktion
kontinuierlich pneumotachographisch zu überwachen, um gegebenen-
falls die Beatmungstechnik dem Lungenfunktionszustand anzupassen.
Beatmungsfolgen können bereits durch initiale Anwendung eines
positiven Endexspirationsdruckes verringert werden, was für diese
Form der Beatmung eine Indikationserweiterung bedeutet. Infolge
der beeinträchtigten Hämodynamik ist jedoch bei der Entscheidung
für die Art der Beatmung der klinische Gesamtzustand zu berück-
sichtigen.

F. Summary

The aim of this work is, to clear up the questions under exact
definition starting- and testing conditions, if an artificial
overpressure respiration affect the lungs in a sense of a res-
pirator-lung, if the oxygen intoxication are to be separated from
respirator influence and the respiration technics modifies the
changing of the lungs.

Two parameter are varied, the endexspiratory pressure and the
oxygen content of the inspiratory air. Four collective animals
(domnestiv pigs) are supplied with oxygen alternatly with an
endexspiratory pressure of O cm H2O (IPPV) and + 7,5 cm H2O
(PEEP). The oxygen content of the respiration gas contents in
2 series 25-30%, 2 groups are supplied with pure oxygen. The
animals are choosen by random and distributed on 4 groups
consisting of 10 animals per group.

Serie A: IPPV, FIO_2 = 1
Serie B: IPPV, FIO_2 = O,25 - O,30
Serie C: PEEP, (+ 7,5 cm H2O), FIO_2 = 1
Serie D: PEEP, (+ 7,5 cm H2O), FIO_2 = O,25 - O,30

The tested lung function parameter and the morphological finding
of the collective animal A conform without doubt the "oxygen
intoxicitation" effect of the lung perènchyma in a scope of
continous respiration. From that we limit the actual respiration
sequence in group B. The lung functions is getting worst partly
significant. The tendency of changes refer to the direction of
respiration lungs. The morphological test proves this opinion.
An intraalvéolar as interstitial lung edéma limited on single
alvéolar regions is proved, which is still demarked against the
more massive and ubiquiter edéma from group A. The lymphatics
are isolated strong delated, the intraalvéolar edéma to solid
formations in sense of hýaline mémbrane compromised.

The respiration with a positive endexspiratory pressure reduce
not only the respiration sequence but also the oxygen intoxication
effect. The compliance proportions and the necessary respiration
pressure for the conquest of elastance are favorably significant
in group D as in the comparative group B. Group C shows with all
messured lung function sizes significant better values as the
comparative collective A. The average lung weights distinguish
also clearly in dependence of the quality of the respiration gas
and the respiration technic.

The statement for the clinical region says, to watch the lung
function continous pneumotachographic, to accomodate the respiration technic to the shape of the lung function if needed. Respi-

ration sequence could be already reduced by initial use of a positive endexspiratory pressure which would mean an expansion of indication for this form of respiration. As a result of the injured hémodynamics the clinical total shape has to be considered at the decision for which kind of respiration.

G. LITERATUR

1. ADAMS, F.H.: Effects of hypoxemia, hypercarbia, acidosis and reduced pulmonary blood flow on the surfactant of fetal lamb lung. Pediatrics 71, 396 (1967).
2. AIKAWA, I.K., BRUNS, P.D.: Pulmonary lesions in experimental poisoning. Amer. J. Dis. Child. 91, 614 (1956).
3. ANTHONISEN, N.R.: Changes in compliance in rabbits subjected to acute bronchoconstriction. J. appl. Physiol. 18, 339 (1963).
4. ASHBAUGH, D.G., PETTY, T.L., BIGELOW, D.B.: Continous positive pressure brething (CPPB) in adult respiratory distress syndrome. J. thorac. cardiovasc. Surg. 57, 31 (1969).
5. ASHBAUGH, D.G.: Effect of ventilatory methods and patterns on physiologic shunt. Surgery 68, 99 (1970).
6. ASHBAUGH, D.G., Petty, T.L.: Positive endexpiratory pressure. J. thorac. cardiovasc. Surg. 65, 165 (1973).
7. BARACH, A.L., MARTIN, I., ECKMANN, M.: Positive pressure respiration and its application on the treatment of acute pulmonary edema. Ann. intern. Med. 12, 754 (1938).
8. BAUM, M, BENZER, H., BLÜMEL, G., BOLCIC, I., IRSIGLER, K., TÖLLE, W.: Die Bedeutung der Oberflächenspannung in der Lunge beim experimentellen posttraumatischen Syndrom. Z. exp. Chir. 4, 359 (1971).
9. BEAN, I.W.: Effects of oxygen at high pressure. Physiol. Rev. 25, 1 (1945).
10. BEAN, I.W., ZEE, D., THOM, B.: Pulmonary changes with convulsions induced by drugs and oxygen at high pressure. J. appl. Physiol. 21, 865 (1965).
11. BENDIXEN, H.H., HEDLEY-WHYTE, I., CHIR, B., LAVER, M.B.: Impaired oxygenation in sugical patients during general anesthesia with controlled ventilation. A concept of atelectasis. New Engl. J. Med. 269, 991 (1963).
12. BENZER, H.: Respiratorbeatmung und Oberflächenspannung in der Lunge. Der Einfluß der intermittierenden Überdruckbeatmung auf den Antiatelektasenfaktor in der Kaninchenlunge. In: Anaesthesiologie und Wiederbelebung, Bd. 38. Berlin-Heidelberg-New York: Springer 1969.
13. BERT, P.: Pression barometrique. Paris: Masson 1878.
14. BLEYL, U., BÜSING, C.M.: Pathogenese pulmonaler hyaliner Membranen. In: Lungenveränderungen bei Langzeitbeatmung. Stuttgart: Thieme 1973.
15. BRENK, v.d.H.A.S., JAMIESON, D.: Studies of mechanism of chemical radiation protection in vivo. II Effect of high pressure oxygen on radioprotection in vivo and its relationship to "oxygen poisoning". Int. J. Radiat. Biol. 4, 379 (1962).
16. BRÜCKE, P., KUCHER, R., KUTSCHKA-LISSBERG, E., POKIESEN, H., REGELE, H., STEINBEREITHNER, K.: Lungenveränderungen unter künstlicher Beatmung. Klinische, röntgenologische und pathologisch-anatomische Untersuchungen. In: Die Ateminsuffizienz und ihre klinische Behandlung. Stuttgart: Thieme 1973.
17. BURCHARDI, H.: Verteilungsstörungen bei Langzeitbeatmung. In. Lungenveränderungen bei Langzeitbeatmung. Stuttgart: Thieme 1973.
18. BURGER, E.I., MEAD, I.: Properties of lungs after oxygen exposure. J. appl. Physiol. 27, 191 (1969).

19. BUTLER. I., SMITH, B.H.: Pressure-volume relationship of the chest in the completely relaxed anaesthetized patient. Clin. Sci. 16, 125 (1957).
20. CAMPBELL, E.I., NUNN, I.F., PECKETT, B.: A comparison of artificial ventilation - blood flow relationship. Brit. J. Anaesth. 30, 166 (1958).
21. CASPERS, T.H.: Pulmonary hyaline membrane formation in the adult: a clinico-pathological study. Amer. J. Med. 31, 701 (1961).
22. CEDERBERG, A., HELLSTEN, S., MIÖRNER, G.: Oxygen treatment and hyaline pulmonary membranes in adults. Acta path. microbiol. scand. 64, 450 (1965).
23. CHENEY, F.W., MARTIN, W.E.: Effects of continous positive pressure ventilation on gas exchange in acute pulmonary edema. J. appl. Physiol. 30, 378 (1971).
24. CLARK, I.M., LAMBERTSEN, C.I.: Rate of development of pulmonary O_2 toxicity in man during O_2 breathing at 2 atm. abs. J. appl. Physiol. 30, 739 (1971).
25. CLARK, I.M., LAMBERTSEN, C.I.: Pulmonary oxygen toxicity: a review. Pharmaco. Rev. 23, 37 (1971).
26. CLEMENTS, I.A.: Pulmonary edema and permeability of alveolar membrane. Arch. environm. Hlth. 2, 280 (1961).
27. CLEMENTS, I.A., HUSTEAD, R.R., JOHNSON, R.P., GRIBETZ, I.: Pulmonary surface tension and alveolar stability. J. appl. Physiol. 16, 44 (1961).
28. CLEMENTS, I.A.: Surface phenomena in relation to pulmonary function. Physiologist 5, 11 (1962).
29. CLENAHAN, I.D., URTNOWSKI, A.: Effect of ventilation on surfactant and its turnover rate. J. appl. Physiol. 23, 215 (1967).
30. COLLIER, C.R., HACHNEY, I.D., ROUNDS, D.E.: Alteration of surfactant in oxygen poisoning. Dis. Chest. 48, 233 (1965).
31. COMROE, I.H.: Die Lunge. Klinische Physiologie und Lungenfunktionsprüfungen. Stuttgart-New York: Schattauer 1968.
32. CONWAY, C.M., PAYNE, I.P.: Hypoxaemia associated with anaesthesia and controlled respiration. Lancet 1964I, 12.
33. COOPER, E.A.: Physiological dead space in passive ventilation. Anaesthesia 22, 90 (1967).
34. CORTICE, F.C.: Lymph flow in the lung. Brit. med. Bull. 19, 76 (1963).
35. DANIEL, R.A., CATE, W.R.: "Wet lung" - an experimental study. Ann. Surg. 127, 836 (1948).
36. DINES, I.H., HYATT, E.P.: Prolonged exposure of young rats to oxygen atmosphere at reduced pressure. J. appl. Physiol. 19, 17 (1964).
37. DOLEZAL, V.: The effect of long lasting oxygen inhalation upon respiratory parameters in man. Physiol. Bohemoslov 11, 149 (1962).
38. EGBERT, L.D., LAVER, M.B., BENDIXEN, H.H.: Intermittent deep breaths and compliance during anesthesia in man. Anesthesiology 24, 57 (1963).
39. FARBER, S.: Neuropathic pulmonary edema. Arch. Path. (Chic.) 30, 180 (1940).
40. FARIDY, E.E., PERMUTT, S., RILEY, R.S.: Effect of ventilation on surface forces in excised dog's lungs. J. appl. Physiol. 21, 1453 (1966).
41. FETZER, A.E., WERNER, A.S., HAGSTROM, I.W.: Pathologic features of pseudomonas pneumonia. Amer. Rev. resp. Dis. 96, 1121 (1967).
42. FINLEY, T.N., LENFANT, C., HAAB, P, PIIPER, I., RAHN, H.: Venous admixture in the pulmonary circulation of anesthetized dogs. J. appl. Physiol. 15, 418 (1960).
43. FISHER, A.B., HYDE, R.W., PUY, R.I.M., CLARK, I.M., LAMBERSEN, C.J.: Effect of oxygen at 2 atmospheres on the pulmonary mechanics of normal man. J. appl. Physiol. 24, 529 (1968).
44. FLEISCH, A.: Der Pneumotachograph, ein Apparat zur Geschwindigkeitsregistrierung der Atemluft. Pflügers Arch. ges. Physiol. 209, 713 (1925).
45. FLEISCH, A.: Le pneumotachographe. Helv. physiol. pharmacol. Acta 14, 363 (1956).
46. Foley, F.D., MONERIEF, I.A., MASON, A.D.: Pathology of the lung in fatally burned patients. Ann. Surg. 167, 251 (1968).

47. FORREST, I.B.: The effect of hyperventilation on pulmonary surface acti-
    vity. Brit. J. Aneasth. **44**, 313 (1972).
48. FRUMIN, M.I., BERGMANN, N.A., HOLADAY, D.A., RACKOW, M., SALANITR, E.:
    Alveolar-arterial O_2-differences during artificial respiration in man.
    J. appl. Physiol. **14**, 694 (1959).
49. GEIGY, I.R.: Documenta Geigy, wissenschaftliche Tabellen. Basel: Geigy
    1968.
50. GLEICHMANN, U., LÜBBERS, D.W.: Die Messung des Sauerstoffdruckes in Gasen
    und Flüssigkeiten mit der Pt-Elektrode unter besonderer Berücksichtigung
    der Messung im Blut. Pflügers Arch. ges. Physiol. **271**, 431 (1960).
51. GLEICHMANN, U.,LÜBBERS, D.W.: Die Messung des Kohlensäuredruckes in Gasen
    und Flüssigkeiten mit der pCO_2-Eleektrode unter besonderer Berücksichti-
    gung der gleichzeitigen Messung im Blut. Pflügers Arch. ges. Physiol. **271**,
    456 (1960).
52. GOLD, M.I., HAN, Y.N., HELRICH, M.: Pulmonary mechanics during anesthesia.
    Influence of IPPB and relation to blood gases. Anesth. Analg. Curr. Res.
    45, 631 (1966).
53. GOLDENBERG, V.E., BUCKINGHAM, S., SOMMERS, S.C.: Pulmonary alveolar lesions
    in vagotomized rats. Lab. invest. **16**, 693 (1967).
54. GREENE, D.G.: Pulmonary edema. In: Handbook of Physiology-Respiration.
    Vol. II, Sect. 3, Chapt. 70. Washington, D.C.: Amer. Physiol. Soc. 1964.
55. GREGORY, G.A., KITTERMAN, I.A., PHIBBS, R.H., TOOLEY, W.H., HAMILTON,
    W.K.:Treatment of the idiopathic respiratory distress syndrome with
    continous positive airway pressure. New Engl. J. Med. **284**, 1333 (1971).
56. GRENVIK, A.: Respiratory, circulatory and metabolic effects of respirator
    treatment. Acta anaesth. scand. Suppl. XIX, **4** (1966).
57. GRIFFO, Z.I., ROSS, A.: Effect of O_2 breathing on pulmonary compliance.
    J. appl. Physiol. **17**, 233 (1962).
58. GUPTA, R.K., WINTER, P.M., LANPHIER, E.H.: Histochemical studies in pul-
    monary oxygen toxicity. Aerospace Med. **40**, 500 (1969).
59. GUTIERREZ, V.S., BERMANN, I.R., SOLOWAY, H.B., HAMIT, H.F.: Relationship
    of hypoproteinemia and prolonged mechanical ventilation to the development
    of pulmonary insuffisiency in shock. Ann. Surg. **171**, 385 (1970).
60. Hayek, H. von: Die menschliche Lunge. Berlin-Heidelberg-New York: Springer
    1953.
61. HEDLEY-WHYTE, I., LAYER, M.B., BENDIXEN, H.H.: Effects of changes in tidal
    ventilation on physiological shunting. Amer. J. Physiol. **206**, 891 (1965).
62. HERZOG, P., NORLANDER, O.: Distribution of alveolar-volumes with different
    types Opusc. med. **13**, 3 (1968).
63. HERZOG, H., KELLER, R., BAUER, K.H., LOCHER, I.: Ventilation und Atem-
    meckanik bei Langzeitbeatmung. In: Lungenveränderungen bei Langzeitbeat-
    mung. Stuttgart: Thieme 1973.
64. HILL, K.: Morphologie und Pathogenese von Lungenveränderungen nach Lang-
    zeitbeatmung in Abhängigkeit von der Grundkrankheit. In: Lungenveränderun-
    gen bei Langzeitbeatmung. Stuttgart: Thieme 1973.
65. HOLADAY, D.A., ISRAEL, I.: Alteration of the work of respiration during
    anesthesia. Fed. Proc. **14**, 74 (1955).
66. HOPPS, H.C., WISSLER, R.W.: Uremic pneumonitis. Amer. J. Path. **31**, 261
    (1955).
67. HOWELL, I.B., PECKETT, B.W.: Studies of the elastic properties of the
    thoracic of supine anaesthetized paralysed human subjects. J. Physiol.
    136, 1, 1957.
68. HOWELL, I.B.L., PERMUTT, S., PROCTOR, D.F., RILEY, R.L.: Effect of in-
    flation of the lungs on different parts of the pulmonary vascular bed.
    J. appl. Physiol. **16**, 71 (1961).
69. IKEZONO, E., HARMEL, M.H., KING, B.D.: Pulmonary ventilation and arterial
    oxygen saturation during ether air anaesthesia. Anesthesiology **20**, 579
    (1959).

50

70. JACKSON, A.E., SUTHERN, P.M., PIERCE, A.K., FALLIS, B.D., SANFORD, I.P.:
Pulmonary clearence of gram-negative bacilli. J. Lab. clin. Med. 69,
833 (1967).

71. JAMIESON, D.: The effect of anesthesia and CO_2 on survival time and lung
damage in rats exposed to high pressure oxygen. Biochem. Pharmacol. 15,
2120 (1966).

72. JENKINS, M.T., JONES, R.F., WILSON, B., MOYER, C.A.: Congestive atelectasis: A complication of the intravenous infusion of fluids. Ann. Surg.
132, 372 (1950).

73. JOFFEE, N., SIMON, M.: Pulmonary oxygen toxicity in the adult. Radiology
92, 460 (1969).

74. KAFER, E.R.: Pulmonary oxygen toxicity. Brit. J. Anaesth. 43, 687 (1971).

75. KAPANCY, Y., WEIBEL, E.R., KAPLAN, H.P., ROBINSON, F.R.: Pathogenesis and
reversibility of the pulmonary lesions of oxygen toxicity in monkeys.
Lab.Invest. 20, 101 (1969).

76. KAPLAN, H.P., ROBINSON, F.R., KAPANCI, Y, WEIBEL, E.R.: Pathogenesis and
reversibility of the pulmonary lesions of oxygen toxicity in monkeys. Lab.
Invest. 20, 94 (1969).

77. KENNEDY, I.H.: Hyperbaric oxygenation and pulmonary domage. The effect of
exposure at two atmospheres upon surface activity of lung extract in the
rat. Med. Thorac. 23, 72 (1966).

78. KISTLER, G.S., CALDWELL, P.R.B., WEIBEL, E.R.: Development of fine struc-
tural damage to alveolar and capillary lining cells in oxygen poisoned
rat lung. J. Cell. Biol. 32, 605 (1967).

79. KÜHN, H.A., PICHOTKA, I.: Über die Morphogenese der Lungenveränderungen
bei der Sauerstoffvergiftung. Naunyn-Schmiedebergs Arch. exp. Path. Pharma-
kol. 205, 667 (1948).

80. KUMAR, A., FALKE, K.I., GEFFIN, B., ALRIDGE, C.F., LAVER, M.B., LOWENSTEIN,
E., Pontoppidan, H.: Continous positive-pressure ventilation in acute
respiratory failure. Effects on hemodynamics and lung function. New. Engl.
J. Med. 283, 1430 (1970).

81. LARSON, C.P.: Pulmonary compliance in anaesthetized man. Anesthesiology
26, 708 (1965).

82. LAVER, M.: Störungen der Lungendurchblutung und des Ventilations-Perfusi-
onsverhältnisses unter spezieller Berücksichtigung von Herzpatienten. In:
Lungenveränderungen bei Langzeitbeatmung. Stuttgart: Thieme 1973.

83. LERINE, O.R., MELLINS, R.B., SENIOR, R.M., FISHMAN, A.P.: Application of
Starling's law of capillary exchange to the lungs. J. clin. Invest. 46,
934 (1967).

84. LLOYD, T.C., WRIGHT, G.W.: Pulmonary vascular transmural gradient. J.
appl. Physiol. 15, 241 (1960).

85. LYAGER, S.: Influence of flow pattern on the distribution of respiratory
air during intermittent positive pressure ventilation. Acta anaesth. scand.
12, 191 (1968).

86. MACHA, H.N., MASSHOFF, W.: Hyaline Membrane in den Lungen von Erwachsenen
bei künstlicher Beatmung und ihr Schicksal. Beitr. Path. 145, 365 (1972).

87. MACHA, H.N.: Hyaline Membrane nach Langzeitbeatmung. Stuttgart: Thieme
1973.

88. MACKLIN, C.C.: Transport of air along sheaths of pulmonic vessels from
alveoli to mediastinum. Arch. intern. Med. 64, 913 (1939).

89. MARSHALL, B.E., GRANGE, R.A.: Changes in respiratory physiology during
ether-air anaesthesia. Brit. J. Anaesth. 38, 329 (1966).

90. MARTIN, H.B., PROCTOR, D.F.: Pressure volume measurements on dog bronchi.
J. appl. Physiol. 13, 337 (1958).

91. McINTYRE, B.W., LAWS, A.K., RAMACHANDRAN, P.R.: Positive expiratory
pressure plateau: Improved gas exchange during mechanical ventilation.
Canad. Anaesth. Soc. J. 16, 477 (1969).

92. MEAD, I., COLLIER, C.: Relation of volume history of lungs to respiratory mechanics in anesthetized dogs. J. appl. Physiol. 14, 669 (1959).

93. MESCHAN, I., ARMAS, D.R.de, SCHARYJ, M.: Adult bronchopulmonary dysplasia: The similarity in roentgen and histological appearance between some cases of oxygen toxicity bronchopneumonia. Radiology 92, 612 (1969).

94. MILLEY, P.S., CASARETT, L.I.: Bilateral vagotomy and pulmonary hyaline membrane formation. Pediatrics 36, 173 (1965).

95. MITTERMAYER, C., VOGEL, W., ZIMMERMANN, W.E., BIRZLE, H., BÖTTCHER, D.: Pathologisch-anatomische Veränderungen unter Langzeitbeatmung. In: Lungenveränderungen bei Langzeitbeatmung. Stuttgart: Thieme 1973.

96. MORGAN, A.P.: The pulmonary toxicity of oxygen. Anesthesiology 29, 570, (1968).

97. MORGAN, M., LUMLEY, I., SYKES, M.K.: Arterial oxygenation and physiological dead space during anaesthesia. Brit. J. Anaesth. 42, 379 (1970).

98. MOSS, G.: Shock, cerebral hypoxia and pulmonary vascular control. The centrineurogenic etiology of the respiratory distress syndrome. Bull. N.Y. Acad. Med. 49, 689 (1973).

99. NAIMAN, I.G., WILLIAMS, H.L.: Effects of diphenylhydantoin on the duration of respiratory activity during anoxia. J. Pharm. exp. Ther. 145, 34 (1973).

100. NAIMARK, K.A., KLAUS, D.: The incorporation of palmitate-1-C^{14} by rat lung in vitro. Canad. J. Physiol. Pharmacol. 45, 597 (1967).

101. NASH, G., BLENNERHASSETT, I.B., PONTOPPIDAN, H.: Pulmonary lesions associated with oxygen therapy and artificial ventilation. New Engl. J. Med. 276, 368 (1967).

102. NASH, G., BOWEN, S.A., LANGLINAIS, P.C.: "Respirator lung" a misnomer. Arch. Path. 21, 234 (1971).

103. NEERGARD, K.V.: Neue Auffassung über einen Grundbegriff der Atemmechanik. Die Retraktionskraft der Lunge, abhängig von der Oberflächenspannung in den Alveolen. Z. ges. exp. Med. 66, 373 (1929).

104. NORLANDER, O., HERZOG, P., NORDEN, I., HOSSLI, G., SCHAER, H., GATTIGER,R.: Compliance and airway resistance during anaesthesia with controlled ventilation. Acta anaesth. scand. 12, 125 (1968).

105. NORTHWAY, W.H., ROSAN, R.C., PORTER, D.Y.: Pulmonary disease following respiratory therapy of hyaline-membrane disease. New Engl. J. Med. 276, 357 (1967).

106. NOVELLI, G.P., PAGNI, E., PIRANI, A., ARIANO, M, PELLINI, C.: La cossidetta tossicita dell'ossigeno iperbarico come fenomeno. Proposta di interpretatione patogenetica. Acta anaesth. (Padova) 18, 801 (1967).

107. NUNN, I.F., HILL, D.W.: Respiratory dead space and arterial to end-tidal CO_2 tensions difference in anaesthetized man. J. appl. Physiol. 15, 383 (1960).

108. NUNN, I.F., BERGMANN, N.A., BUNATYAN, A., COLEMAN, A.I.: Temperature coefficients for pCO_2 and pO_2 of blood in vitro. J. appl. Physiol. 20, 23 (1965).

109. OHLSSON, W.T.: A study on oxygen toxicity at atmospheric pressure. Acta med. scand. Suppl. 190, 1 (1947).

110. OPITZ, E., BARTELS, H.: Gasanalyse: In: Handbuch der physiologisch- und pathophysiologisch-chemischen Analyse. Berlin-Heidelberg-New York: Springer 1955.

111. OTTO, H.: Die Atmungsorgane. In: Handbuch der allgemeinen Pathologie, Bd. III. Berlin-Heidelberg-New York: Springer 1970.

112. PAIN, M.C.F., WEST, I.B.: Effect of the volume history of the isolated lung on distribution of blood flow. J. appl. Physiol. 21, 1545 (1966).

113. PATTLE, R.E.: Properties function and origin of the alveolar lining layer. Nature 175, 1125 (1955).

114. PATTLE, R.E.: Sufrace lining of lung alveoli. Physiol. Rev. 45, 48 (1965).
115. PERMUTT, S.: Effect of interstitial pressure of the lung on pulmonary circulation. Med. Thorac. 22, 118 (1965).
116. PICHOTKA, I.: Über die histologischen Veränderungen der Lunge nach Atmung von hochkonzentriertem Sauerstoff im Experiment. Beitr. path. Anat. 105, 381 (1941).
117. POLATSKUE, I.E.: Changes in lungs of rabbits treated and untreated with antibiotica after bilateral vagotomy. Leningr. Sanitarnogig. Med. Inst. 71, 162 (1961).
118. PONTOPPIDAN, H.: Treatment of respiratory failure in nonthoracic trauma. J. Trauma 8, 938 (1968).
119. POTTER, R.T., ROTMAN, F., FERNANDEZ, F., McNELL, T.M., CHAMBERLAIN, I.M.: The bacteriology of the lower respiratory tract. Amer. Rev. resp. Dis. 97, 1051 (1968).
120. PRATT, P.C.: Pulmonary capillary proliferation induced by oxygen inhalation. Amer. J. Path. 34, 1033 (1965).
121. PRATT, P.C.: Oxygen toxicity as a factor. J. Trauma 8, 854 (1965).
122. REGELE, H.: Veränderungen der menschlichen Lunge unter maschineller Beatmung. Beitr. path. Anat. 136, 165 (1967).
123. REIN, H., SCHNEIDER, M.: Physiologie des Menschen. Berlin-Göttingen-Heidelberg: Springer 1960.
124. ROSE, M., LINDBERG, D.A.B.: Effect of pulmonary pathogens on surfactant. Dis. Chest. 53, 541 (1968).
125. ROSENTHAL, T.B.: The effect of temperature on the pH of blood and plasma in vitro. J. biol. Chem. 173, 25 (1948).
126. ROTHERAM, E.B., SAFAR, P., ROBIN, E.D.: CNS disorder during mechanical ventilation in chronic pulmonary disease. J. Amer. med. Ass. 189, 101 (1964).
127. SAID, S.I., AVERY, M.E., DAVIS, R.K., BANERJEE, C.M., EL-GOHARY, M.: Pulmonary surface activity in induced pulmonary edema. J. clin. Invest. 44, 458 (1965).
128. SEVERINGHAUS, I.W., STUPFEL, M., BRADLEY, A.F.: Variations of serum carbonic acid pK with pH and temperature. J. appl. Physiol. 9, 197 (1956).
129. SLADEN, A., LAYER, M.B., PONTOPPIDAN, H.: Pulmonary complications and water retention in prolonged mechanical ventilation. New Engl. J. Med. 279, 448 (1968).
130. SMITH, I.L.: The pathogical effects due to increase of oxygen tension in the air breathed. J. Physiol. (Lond.) 24, 19 (1899).
131. STARLING, E.H.: On the absorption of fluids from the connective tissue spaces. J. Physiol. (Lond.) 19, 312 (1896).
132. STAUB, N.C., NAGANO, H., PEARCE, M.L.: Pulmonary edema in dogs, especially the sequence of fluid accumulation in lungs. J. appl. Physiol. 22, 227 (1967).
133. STAUB, N.C.: The interdependence of pulmonary structure and function. Anesthesiology 24, 831 (1963).
134. SUGG, W.L., WEBB, W.R., ECKER, R.R.: Prevention of lesions of the lung secondary to hemorrhagic shock. Surg. Gynec. Obstet. 127, 1005 (1968).
135. SYKES, M.K., YOUNG, W.E., ROBINSON, B.E.: Oxygenation during anaesthesia with controlled ventilation: Brit. J. Anaesth. 37, 314 (1965).
136. SCHAEFER, K.E., AVERY, M.E., BENSCH, K.: Time course of changes in surface tension and morphology of alveolar epithelial cells in CO_2 induced hyaline membrane disease. J. clin. Invest. 43, 2080 (1964).
137. SCHULZ, V., ERDMANN, W., ULMER, H.V., KUNKE, S., BAUM, P., FREY, R.: Zur kontinuierlichen Messung des arteriellen Kohlensäuredruckes mit Katheterelektroden und Möglichkeiten ihres klinischen Einsatzes. Anaesthesist 22, 416 (1973).

138. TAYLOR, F.B., ABRAMS, M.E.: Inhibition of clot lysis by a surface active lipoprotein from lung and inhibition of its surface activity by fibrinogen. Physiologist 7, 269 (1964).

139. TAYLOR, F.B., ABRAMS, M.E.: Effect of surface active lipoprotein on clotting and fibrinolysis and of fibrinogen on surface tension of surface active lipoprotein. Amer. J. Med. 40, 346 (1966).

140. THEURING, F., MORGENSTERN, R.: Pulmonale Veränderungen nach maschineller Langzeitbeatmung. Zbl. allg. path. Anat. 112, 553 (1969).

141. THORNTON, I.A.: Physiological dead space: Changes during general anaesthesia. Anaesthesia 15, 381 (1960).

142. TIERNEY, D.F., CLEMENTS, O.A.: Surface forces, compliance and air space configuration of the lung. Physiologist 7, 271 (1964).

143. TIERNEY, D.F.: Pulmonary surfactant in health and disease. Dis. Chest. 47, 247 (1965).

144. TIERNEY, D.F., JOHNSON, R.P.: Altered surface tension of lung extracts and lung mechanics. J. appl. Physiol. 20, 1253 (1965).

145. TOOLEY, W., GARDNER, R., THUNG, N., FINLEY, T.: Factors affecting the surface tension of lung extracts. Fed. Proc. 20, 428 (1961).

146. TRIMBLE, A.S., KIM, I.P., BHARADWAY, B.: Factors affecting pulmonary alveolar surfactant changes in dog lung reimplantation. Surg. Forum 17, 210 (1966).

147. WATSON, K.E.: Observations on physiological dead space during intermittent positive pressure ventilation. Brit. J. Anaesth. 34, 502 (1962).

148. WILLIAMS, I.V., TIERNEY, D.F., PARKER, H.R.: Surface forces in the lung, atelectasis and transpulmonary pressure. J. appl. Physiol. 21, 819 (1966).

149. WINTER, P.M., SMITH, G.: The toxicity of oxygen. Anesthesiology 37, 210 (1972).

150. WITSCHEL, H., SCHULZ, E.: Lungenveränderungen bei künstlicher Beatmung. Z. Rechtsmed. 67, 329 (1970).

151. YAMAMOTO, E., WITTNER, M., ROSENBAUM, R.M.: Resistance and susceptibility to oxygen toxicity by cell types of the gas-blood barrier of the rat lung. Amer. J. Path. 59, 409 (1970).

152. ZABESHINSKI, M.A.: The morphologic changes in the lungs of white rats following bilateral vagotomy. Leningr. Sanitarnogig. Med. Inst. 71, 153 (1961).

Anaesthesiology and Resuscitation · Anaesthesiologie und Wiederbelebung
Anesthésiologie et Réanimation

Editors: R. Frey, F. Kern, O. Mayrhofer. Managing Editor: H. Bergmann

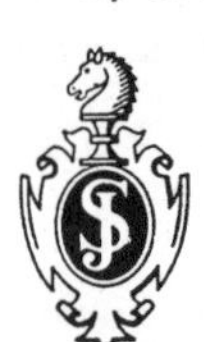

Preisänderungen vorbehalten

Springer-Verlag Berlin Heidelberg New York